PETIT CARNET anti-sucre

Fini le sucre ! au secours, qu'est-ce que je mange ?

Quitterie Pasquesoone
Illustrations : Domitille Pautonnier

LAROUSSE
21 rue du Montparnasse
75283 Paris Cedex 06

Sommaire

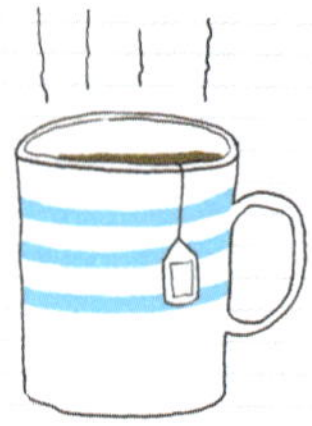

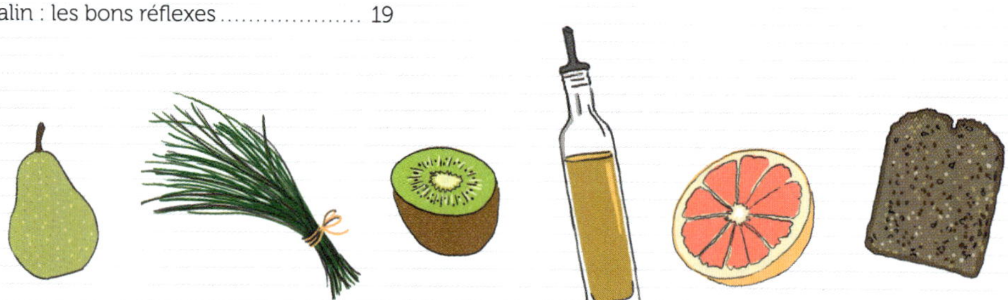

Toutes les recettes

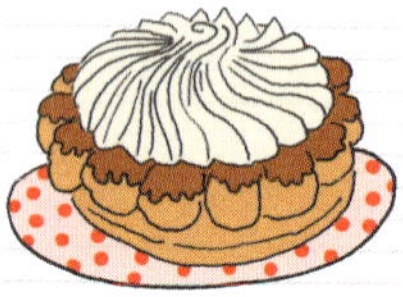

Le sucre, un peu, beaucoup, à la folie, pas du tout... Qu'en pense le Docteur ?

Pâte à tartiner ou confiture au petit déjeuner, barre chocolatée vite avalée au cours d'une pause café, biscuits du goûter, tarte aux pommes au dessert... Il faut se rendre à l'évidence : nous consommons bien souvent trop de sucre !

La consommation quotidienne et en quantité importante de sucre raffiné est pourtant une nouveauté dans l'alimentation humaine. Savez-vous qu'entre le XVIe et le le XXe siècle **la production mondiale de sucre a été multipliée par 1 000** ? Aujourd'hui, le sucre est présent partout, même dans certains plats salés, et nous pensons ne plus pouvoir nous en passer.

L'appétence pour les saveurs sucrées est d'ailleurs innée. Soyons lucides : manger une douceur – le mot est choisi à dessein ! – apporte du réconfort. Mais pourquoi notre consommation s'est-elle envolée à ce point, entraînant avec elle ces pathologies de surcharge que sont le diabète, les stéatoses hépatiques (autrement dit l'accumulation de graisse dans le foie), etc. ? Probablement parce que **nous ne savons plus cuisiner et apprécier les sucres naturels** et que, de ce fait, **nous multiplions les sucres de synthèse et les produits industriels qui en contiennent.**

Ce carnet va vous aider à faire le point sur votre consommation de sucre et vous donner des pistes pour la réduire. Mais attention, **la notion de plaisir est primordiale** et loin de nous l'idée de vous priver de bonnes choses ! Vous le savez toutes et tous, la meilleure façon d'abuser d'un aliment, c'est de se l'interdire : l'envie devient alors de plus en plus forte jusqu'au moment où on craque et on en mange alors de grandes quantités. Alors, apprenons à apprécier de nouvelles saveurs et à déguster plutôt qu'à engloutir afin de prendre autant de plaisir tout en mangeant moins de sucre !

Dr Florence Solsona, médecin nutritionniste

Prêtes ?

Pour une détox tout en douceur, suivez le guide !

Complètement sucré !

Le sucre, c'est quoi ?

Avant de s'attaquer au vif du sujet (consommer moins de sucre) et commencer cette guerre impitoyable, il est important de connaître son ennemi. Alors finalement, le sucre, c'est quoi ?

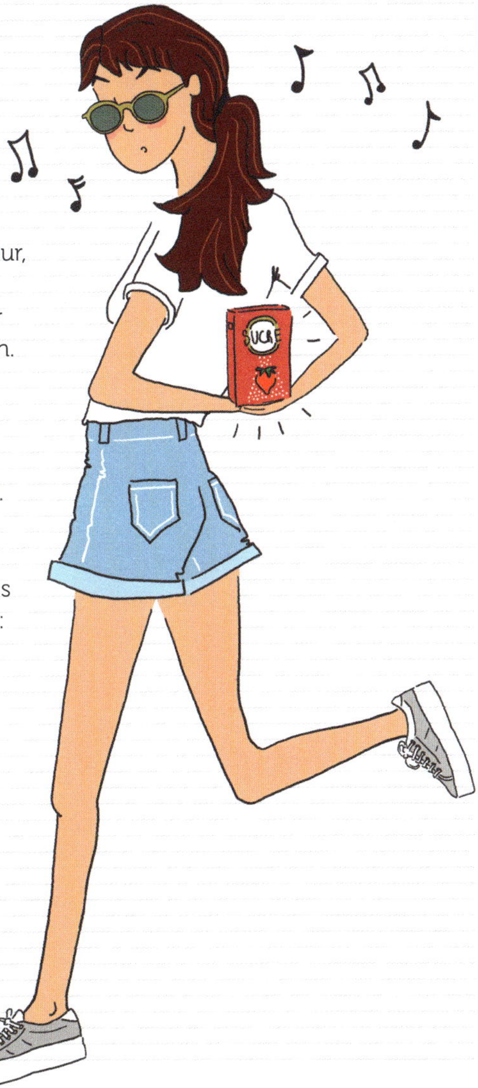

Le sucre fait partie de la famille des glucides. C'est le carburant majeur des cellules de notre corps qui permet le bon fonctionnement du cerveau, du cœur, etc. Les réserves contenues dans le foie et les muscles sont toutes petites. Il est donc important d'en apporter régulièrement à notre organisme grâce à l'alimentation. En résumé, **le sucre est un nutriment essentiel !**

Vous vous en doutez, ce n'est pas si facile... Pour faire simple, **on distingue LE sucre et LES sucres.** Il existe en effet plusieurs sucres (sinon, ce serait trop simple !). Le premier, c'est le blanc, celui en poudre, qui s'utilise pour cuisiner ou sucrer son café. Pour la santé, ce n'est pas franchement celui qu'on préfère. Les autres sucres peuvent être très différents. Leur nom de code : fructose, glucose, lactose, amidon...

Le problème :

Tous ces sucres (à la saveur pas forcément sucrée !) ne se valent pas et peuvent se cacher dans des aliments parfois inattendus (on en parlera plus loin). **L'ennemi sucre est partout (ou presque) !** D'où l'importance de bien le connaître, pour mieux le débusquer.

Les différents types de sucres

Hors de question de vous faire ici un cours de chimie moléculaire compliqué… Pour rester dans le concret, je vous propose plutôt de regrouper les sucres dans deux grandes familles, selon la façon dont on les rencontre le plus souvent.

Les glucides simples

Ce sont les sucres de type saccharose, glucose et autre fructose à la saveur sucrée.

Les sucres raffinés

Sucre de canne ou de betterave, c'est le sucre dans sa forme la plus courante. En poudre, en morceaux, blanc, blond ou roux, cassonade ou sucre glace : ce sont tous des sucres raffinés, c'est-à-dire nettoyés, filtrés, décolorés… Bref, trafiqués ! Leur intérêt nutritionnel ? Rien. Peanuts. C'est ce que l'on appelle des calories vides. Pire, ils sont assimilés très rapidement par l'organisme et peuvent être à l'origine de divers maux, que nous verrons un peu plus loin. **L'ennemi n° 1, c'est lui !**

→ Le sucre brun, c'est mieux ?

Radapura du Brésil, muscovado de l'île Maurice… Ça fait hyper-exotique, mais ne vous y trompez pas, c'est la même chose que les sucres cités ci-dessus, à une différence près : ces sucres dits « complets », non raffinés, contiennent encore quelques vitamines et minéraux. On ne vous y prendra plus ! ☺

Et les sucres naturels ?

Miel, sirop d'agave, sucre de fleur de coco, sucre de bouleau, sirop d'érable… À la différence des sucres de canne et de betterave, ces produits n'ont subi aucune transformation. Ils sont naturellement riches en sucre et contiennent des minéraux et des vitamines. Leur pouvoir sucrant est souvent plus fort que celui du sucre blanc. Certains ont un index glycémique haut (ou IG, on en parle page 17) comme le miel ou le sirop d'érable, d'autres ont un IG bas comme le sirop d'agave ou le sucre de fleur de coco : ils ne se valent pas d'un point de vue nutritionnel.

Et les fruits ?

Les fruits sont naturellement sucrés… mais **pleins de bienfaits** ! Pêches, framboises, pommes, dattes, raisins secs… Ils renferment de plus ou moins grandes quantités de sucre. Et en prime, des vitamines, des minéraux, des fibres, de l'eau. Une mine, ces fruits !

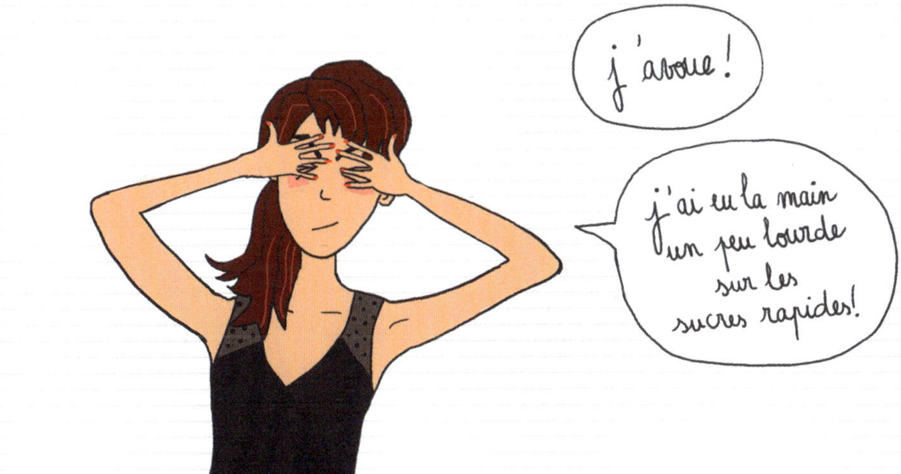
j'avoue !
j'ai eu la main un peu lourde sur les sucres rapides !

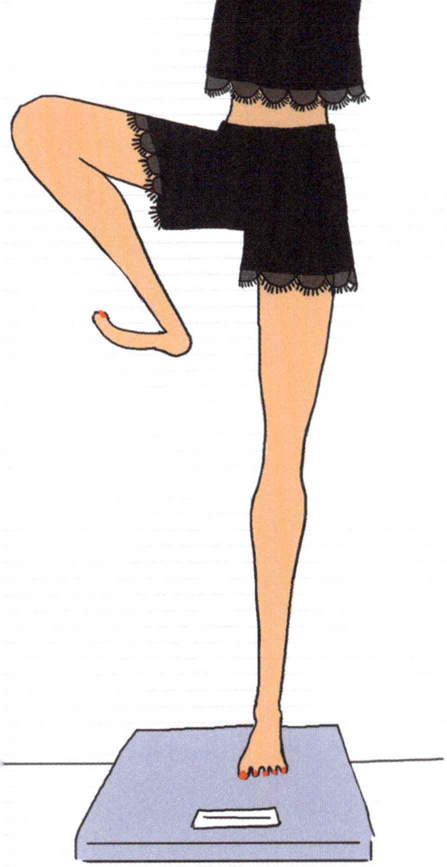

Les glucides complexes

On les appelle communément féculents. Dépourvus de saveur sucrée, ils se trouvent dans les céréales (riz, blé, sarrasin, avoine...), les pâtes, les pommes de terre, les lentilles, les pois chiches, mais aussi le quinoa... Quel est leur intérêt ? Ils fournissent à notre corps **de l'énergie à « libération prolongée ».** En clair : l'organisme les digère lentement, ce qui permet d'éviter les fringales car l'effet de satiété est durable. De plus, les aliments qui contiennent les glucides complexes apportent aussi des fibres, précieuses quand on surveille sa ligne et importantes dans la prévention de diverses maladies.

→ Complet, c'est mieux ?

Oui et trois fois oui ! Je ne parle pas ici des pois chiches ou des lentilles qui sont par nature « complets » (et qu'on adore !), mais des farines, des pâtes, du pain, du riz... Choisissez-les complets, c'est-à-dire non raffinés et de préférence bio, pour bénéficier pleinement des nutriments offerts par notre généreuse dame Nature.

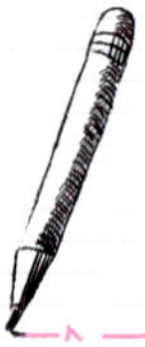

VRAI ou FAUX ?

Avant de passer aux choses sérieuses, un point s'impose. C'est le moment de lever les idées reçues !

1 Le sucre, c'est la vie.

VRAI

Eh oui ! Ce n'est pas parce qu'on est dans un carnet anti-sucre qu'on va se mentir : le sucre est essentiel à notre organisme. C'est même le carburant majeur de nos cellules. La condition ? Ne pas consommer n'importe quel sucre, n'importe comment.

2 Le sucre est une drogue.

VRAI

Ce qui explique que, quand on commence, on a souvent du mal à s'arrêter. Certaines études sur des souris ont même démontré que ces dernières devenaient plus accros au sucre... qu'à la cocaïne. Dingue, non ?

3 Quand on arrête le sucre, il faut l'arrêter totalement.

FAUX

Et on va vous le prouver : il est tout à fait possible de manger moins sucré sans tomber dans l'hystérie. Il suffit de faire les bons choix !

4 Je suis mince : je n'ai pas besoin de réduire ma consommation de sucre.

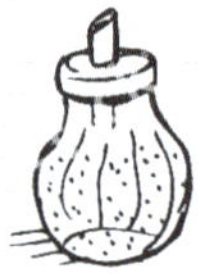

FAUX

Le sucre n'est pas qu'une histoire de kilos. C'est aussi une histoire de santé. Vous le verrez plus loin, réduire sa consommation de sucre, c'est se mettre à l'abri de nombreuses maladies et d'autres petits tracas.

5 Tous les sucres sont néfastes.

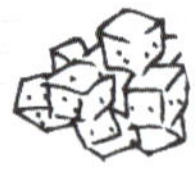

FAUX

Il faut réduire les sucres rapides, ceux présents dans les pâtisseries, glaces, sodas, plats préparés... et privilégier les sucres complexes (lentilles, pâtes complètes, quinoa, pois chiches...) ainsi que ceux à index glycémique bas, pourvoyeurs d'énergie et qui se diffusent lentement dans l'organisme.

6 Le miel, c'est naturel, je peux en consommer à volonté.

FAUX

Le miel est certes plein de vitamines, mais il n'en demeure pas moins un sucre à index glycémique élevé (60 en moyenne). Méfiance, donc !

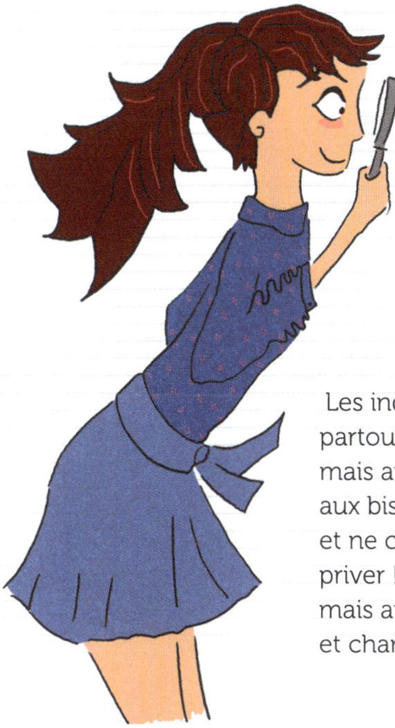

Lisez les étiquettes !

Les industriels sont des filous, ils rajoutent du sucre un peu partout. Pourquoi ? Parce que le sucre donne de la douceur, mais aussi rehausse la saveur des aliments, apporte du croquant aux biscuits, aide à la conservation, empêche l'oxydation... et ne coûte pas grand-chose. Bref, aucune raison pour eux de s'en priver ! Résultat : gâteaux, biscuits, compotes de fruits, yaourts, mais aussi poissons panés, soupes en brique, pizzas et charcuteries en sont souvent truffés... et à outrance.

Comment reconnaître ces sucres cachés ?

En lisant les étiquettes. Lactose, dextrose, sirop de glucose, fructose, galactose, maltose... tout ça, ce sont des sucres ajoutés et c'est écrit noir sur blanc dans la liste des ingrédients (vous savez, le truc écrit en tout petit à l'arrière du paquet)... La meilleure façon de les éviter, c'est bien sûr de cuisiner. Fuyez les produits industriels et réservez-les pour les jours où vous n'avez (vraiment) pas le temps de vous mettre aux fourneaux.

ET LES ÉDULCORANTS DE SYNTHÈSE ?

Aspartame & Co ? **Bof et re-bof**. Parce que remplacer un soda sucré par un light ou se mettre aux yaourts édulcorés n'apprend pas à se nourrir mieux et de façon saine. De plus, cela entretient le goût sucré et bien souvent, sous prétexte que c'est light, on en consomme deux fois plus. À bon entendeur...

Pourquoi le sucre c'est si bon ??

On ne va pas se mentir, le sucre, c'est bon. C'est même tellement bon qu'une fois tombé dedans, il est parfois difficile de s'arrêter. Alors, qu'est-ce qui fait qu'une part de fondant au chocolat nous fait tant craquer ? Pourquoi diable raffole-t-on autant des roudoudous et des chamallows moelleux ?

☑ **D'abord parce que c'est bon**. Juste bon et c'est une bonne raison. Ensuite, parce que c'est synonyme d'amour et de partage. Vive les déjeuners familiaux autour d'un gros saint-honoré bourré de chantilly, les chocolats de Pâques, les goûters d'anniversaire sous les montagnes de bonbons ou les tea parties entre copines, avec des petits sablés à l'air si inoffensif !

☑ **Aussi parce que ça rappelle bien souvent l'enfance :** le sucre est plein de douceur et de souvenirs agréables... Miam, l'odeur du moelleux aux pommes comme celui que faisait Mamie ! Trop bon, ce chocolat chaud « comme quand j'étais petite... » !

☑ **Il provoque un gros effet « feel good »**. Pourquoi s'offrir quelques bonbons nous détend ? Parce que grâce au sucre, le cerveau se met à sécréter des hormones apaisantes, notamment de la sérotonine anti stress. Résultat : ça détend et franchement, ça fait du bien.
Bref, il a vraiment de quoi plaire ce sucre !

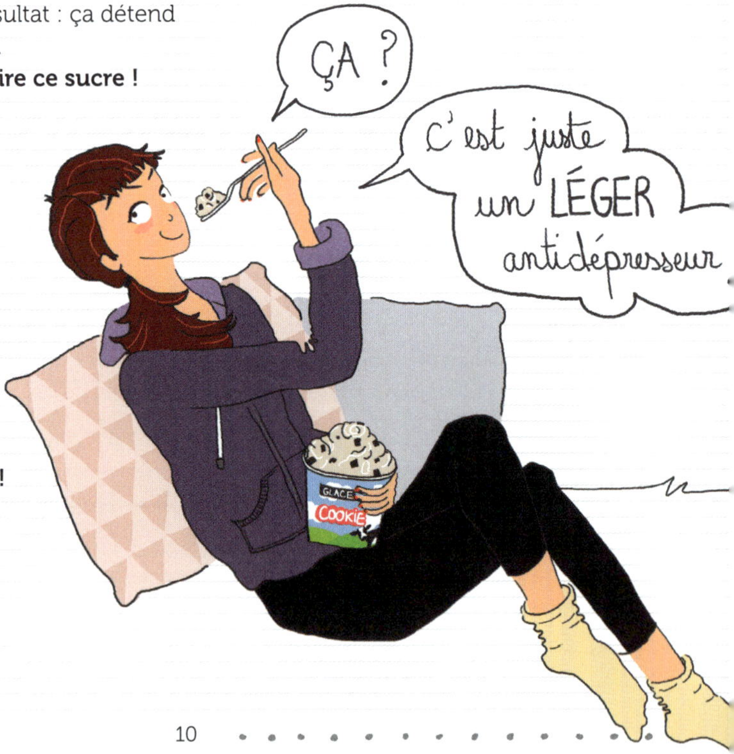

Je vous vois venir... « Hé ! Y'a pas de mal à se faire du bien ! »

Non. Tant que cela reste en **quantité raisonnable** et réservé aux moments de fête. Car gare aux excès : **trop de sucre, c'est aussi un vilain piège pour la santé !**

Un coup de stress = un gâteau ? Halte là !

12 bonnes raisons d'arrêter le sucre

Voici de bonnes raisons de mettre un bémol à sa consommation de sucre. Réduire le sucre dans sa vie, c'est s'offrir…

- Une silhouette canon, évidemment. Moins de sucre = moins de calories = des chances de garder la ligne beaucoup plus facilement ; voire de mincir, si l'on en a besoin. Mais ce n'est pas tout !
- Une meilleure énergie : trop de sucre rendant mollasson, voire léthargique.
- Une meilleure vivacité intellectuelle et un cerveau en bien meilleure forme, plus longtemps.
- Une meilleure immunité (salut les virus de l'hiver !).
- Une humeur plus stable, avec moins de risques de dépression.
- Une réduction des risques d'hypoglycémie et de fringales en cours de journée (envolé le creux de 10 h !).
- Moins de dangers de développer des maladies de type diabète, mais aussi des problèmes de foie, cholestérol, hypertension, maladies cardiaques et même cancers, les cellules cancéreuses se nourrissant de sucre.
- Une meilleure vue, avec moins de risques de développer myopie, cataracte et autres troubles oculaires.
- Une plus jolie peau, avec moins de problèmes d'acné et, cerise sur le gâteau, un minois plus jeune, plus longtemps.
- Moins de caries, celles-ci se développant par le biais de bactéries se nourrissant de sucre.
- Une diminution du risque d'hyperactivité, notamment chez les enfants.
- De nouvelles découvertes culinaires, avec des recettes qui vont bousculer vos habitudes et une meilleure appréciation de ce que vous mangez : vous sentirez enfin le vrai goût des aliments !

Ça donne envie tout de suite, non ?

LE MANTRA à se répéter en boucle

« ARRÊTER LE SUCRE ? J'AI TOUT À Y GAGNER ! »

Trop de sucre… Ça veut dire quoi ?

Il existe un bon repère : les recommandations de l'Organisation mondiale de la santé. Selon l'OMS, notre consommation quotidienne de sucres simples ne devrait idéalement pas dépasser 5 % de la ration énergétique totale, soit 25 g (5 morceaux) environ par jour, au maximum 10 %, soit 50 g (10 morceaux). Et franchement… ça va vite !

Parmi les sucres incriminés (autrement dit les sucres simples) : le glucose, le fructose, le sirop de glucose-fructose, le saccharose et autres sucres de table, qu'on ajoute aux aliments et aux boissons, soi-même ou dans des plats préparés et aliments industriels. Les sucres naturellement présents dans le miel, les sirops, les jus de fruits et les jus de fruits à base de concentré sont aussi concernés. L'OMS ne parle pas, en revanche, des sucres contenus dans les fruits et ceux naturellement présents dans le lait (le lactose).

Le tableau pour y voir plus clair

Pas toujours facile de se rendre compte de sa consommation réelle de sucre. Avec ce tableau, c'est beaucoup plus clair (et on ne peut plus se mentir) !

1 carré (5 g)	1 bonbon, 1 carré de chocolat, 1 brioche, 3 biscuits secs
2 carrés (10 g)	1 c. à soupe de sirop, 1 c. à soupe de chocolat en poudre, 1 petit-suisse aux fruits
3 carrés (15 g)	1 yaourt aux fruits, 1 c. à soupe de pâte à tartiner, 2 biscuits fourrés
4 carrés (20 g)	1 flan au caramel, 1 compote de fruits sucrée, 20 cl de lait aromatisé, 1 bol de céréales soufflées
5 carrés (25 g)	20 cl de yaourt à boire sucré, 20 cl de nectar de fruits, 6 biscuits barquettes aux fruits
6 carrés (30 g)	2 boules de glace, 1 barre de céréales au chocolat
7 carrés (35 g)	1 barre chocolat et caramel, 100 g de brownie, 1 canette de soda

Source : ANSES table CIQUAL, 2012

QUIZ

Consommez-vous TROP DE SUCRE ?

Avec ce test, vous ne pourrez plus fuir la vérité !

Vous sirotez votre expresso...

A Avec deux morceaux de sucre.

B Avec un morceau de sucre.

C Nature, il n'y a que ça de vrai.

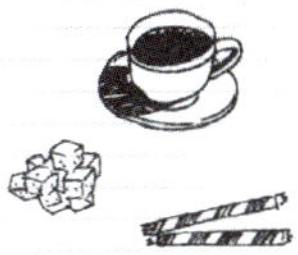

Vous salivez devant la devanture d'une pâtisserie :

A Vous craquez illico pour une tarte au citron meringuée.

B Ho, c'est pas pour quelques bonbons...

C Bof, vous vous feriez bien un sandwich rillettes.

Le matin c'est plutôt :

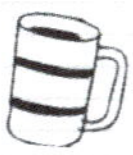

A Chocolat chaud + pain au chocolat.

B Muesli aux fruits + lait.

C Œuf à la coque + mouillettes.

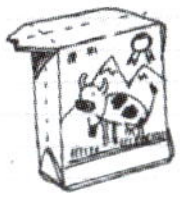

La durée de vie d'une plaque de chocolat dans votre placard :

A 15 minutes.

B 1 semaine.

C 6 mois.

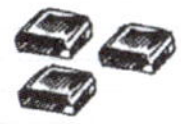

22h30, devant la TV. Vous avez une subite envie de...

A Fourrés au chocolat. Et le paquet va y passer !

B Chocolat noir, puisqu'on en parle.

C Tisane.

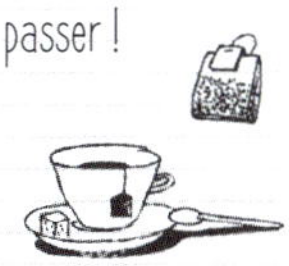

La main plongée dans un paquet de bonbons...

A Même pas la peine d'essayer de vous arrêter.

B Vous vous arrêtez après quelques-uns.

C Un ou deux, le compte est bon.

Résultats

Vous avez un maximum de A

Accro au sucre : voilà, c'est dit ! Autant vous dire qu'il y a du pain sur la planche. Heureusement, le carnet est là pour ça ☺ !

Vous avez un maximum de B

Peut mieux faire ! Rien de dramatique, mais vous pouvez nettement diminuer votre consommation de sucre. Le carnet va vous y aider !

Vous avez un maximum de C

Pourquoi donc lisez-vous ce carnet ? A priori, votre rapport au sucre est tout à fait raisonnable. Non, ne le jetez pas ! Offrez-le plutôt à un proche !

Faut-il renoncer à 100 % au sucre ?

La réponse vous stresse, hein ?

Eh bien, rassurez-vous, la réponse est NON ! Si vous commenciez à déprimer à la lecture des pages précédentes, soyez tranquille. Il ne s'agit pas de vous faire totalement arrêter le sucre. Pas question, en effet, de se priver d'une mousse au chocolat à l'ancienne de temps en temps ou d'un cornet de glace sur la plage : la vie serait bien trop triste.

Par contre, et c'est l'objectif de cet ouvrage, il est important de **se rendre compte de sa consommation réelle de sucre et de la réduire autant que possible au quotidien,** pour une meilleure santé. En effet, entre les jus de fruits, le sucre du café, les biscuits du goûter et les chewing-gums mâchouillés l'air de rien, on n'imagine pas toujours la quantité de sucre que l'on avale. Et ça grimpe vite !

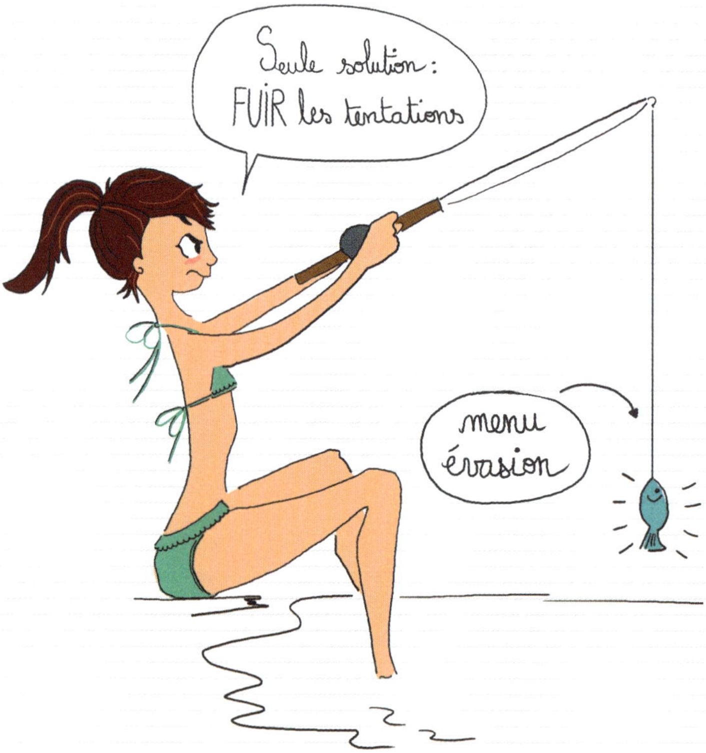

ALORS N'OUBLIEZ PAS !

- Pour bien vivre le sucre et être en pleine santé, la modération reste de mise. L'idée : respecter aux maximum les recommandations officielles (cf. p. 12) et céder à la tentation de temps à autre, lors d'une sortie au restaurant ou pour une autre occasion qui vous fait plaisir.
- La bonne fréquence pour se faire plaisir sans culpabiliser : une fois par semaine, grand maximum.

Ma consommation de sucre au jour le jour

Tableau à remplir pendant 7 jours pour se rendre compte de sa consommation de sucre.

	Petit déjeuner	Collation	Déjeuner	Goûter	Dîner
Lundi					
Mardi					
Mercredi					
Jeudi					
Vendredi					
Samedi					
Dimanche					

L'idée géniale !

Photocopiez ce tableau en plus grand et en plusieurs exemplaires, histoire de vous observer durant quelques semaines. Rien de tel pour faire un vrai bilan !

Un programme facile !

Moins de sucre = de nouvelles habitudes au quotidien

Au départ, diminuer sa consommation de sucre peut sembler compliqué. Les premiers jours, cela vous paraîtra peut-être même un peu fade. Mais croyez-moi, vous apprécierez très vite ce nouveau mode de vie et n'aurez aucune envie de revenir en arrière ! Pour cela, il suffit de prendre de nouvelles habitudes.

N'oubliez pas : vous avez tout à y gagner.

Pour consommer moins de sucre au quotidien, À VOUS LES NOUVEAUX RÉFLEXES :

- Je squeeze autant que possible **les plats préparés** du commerce, les pâtisseries ou biscuits industriels. Lorsque j'y cède (pas trop souvent, donc !), je lis attentivement les étiquettes. Le leitmotiv : j'OSE dire stop au sirop de glucose, saccharose et autres produits en OSE !
- Je mise sur **les IG bas** (voir page suivante).
- Je reprends **le chemin des fourneaux.** Comme mamie à l'époque de son moelleux qui déchire : il n'y a pas de secret, le fait-maison, c'est bien meilleur.
- Je fais simple pour ne pas passer des heures en cuisine. Je mise sur des **recettes rapides** et saines.
- Je retourne au **marché** pour me régaler de bons produits tout frais, glanés chez des petits producteurs près de chez moi.
- J'en profite pour faire le plein de **fruits de saison** savoureux et bourrés de vitamines, parfaits pour sucrer malin mes gâteaux *home made*.
- Je me régale. Bah oui, sinon c'est nul. On réfléchit donc aux **aliments qu'on aime** et on met en place des alternatives malignes, des recettes gourmandes. On veut du kif, du vrai !

La bonne idée : les IG bas !

Les IG quoi ? Les amies, si vous n'avez jamais entendu parler de l'IG – de l'index glycémique – il est temps que je vous explique ce dont il s'agit.

- Lorsqu'on consomme un aliment, celui-ci est très logiquement digéré. Après transformation en sucre, il passe dans le sang. Le taux de sucre dans le sang (la glycémie) est alors à son maximum. Pour gérer cet afflux de sucre, le pancréas fabrique une hormone, l'insuline. L'objectif : faire pénétrer ce sucre dans les cellules pour les nourrir et faire redescendre le pic glycémique.

- Chaque aliment possède un IG différent. Celui-ci reflète la hausse de la glycémie qu'il provoque, c'est-à-dire l'augmentation du taux de sucre dans le sang qu'il entraîne. L'idée : plus l'IG d'un aliment est haut, plus le corps va devoir produire de l'insuline. Au contraire, plus celui-ci est bas, moins l'organisme aura besoin d'en sécréter.

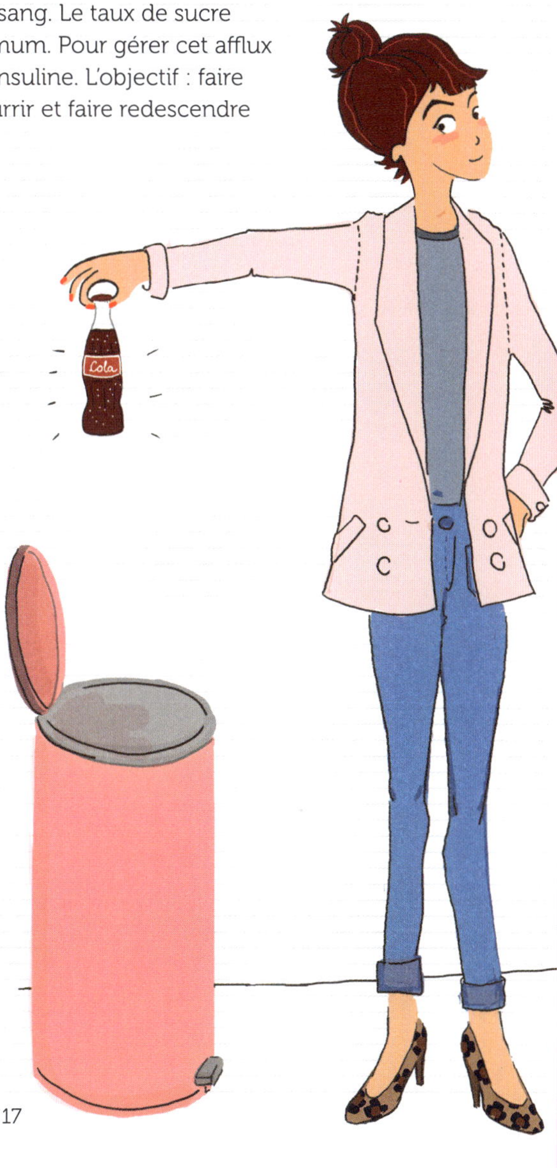

- Or, si l'on consomme trop d'aliments à IG haut, l'insuline ne parvient plus à jouer son rôle et le taux de sucre dans le sang reste élevé. Résultat : l'organisme « baigne » dans le sucre, ce qui provoque à plus ou moins long terme de nombreux dégâts (hypoglycémie et fringales entraînant la consommation de nouveaux produits sucrés, surpoids, triglycérides, diabète, acidose et autres joyeusetés évoquées précédemment).

Vous l'aurez compris : il est très important de privilégier au quotidien la consommation d'aliments à IG bas ou moyen. Pour garder la ligne… et la santé !

Les aliments et leur index glycémique : quelques exemples

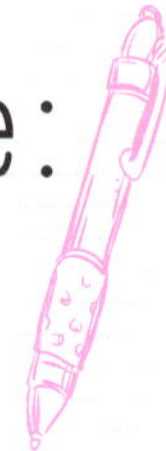

IG bas (- de 50)

Sucre de bouleau	7
Avocat	10
Sirop d'agave	15
Amande, noisettes, noix...	15
Cacao en poudre sans sucre	20
Sucre de fleur de coco	24
Lentilles vertes	25
Yaourt nature	35
Pomme	35

IG moyen (50 à 70)

Abricots secs	40
Flocons d'avoine non cuits	40
Sorbet sans sucre	40
Pruneaux	40
Spaghettis al dente	40
Muesli sans sucre	50
Pâtes complètes	50
Miel	60
Sirop d'érable	65

IG haut (+ de 70)

Sucre blanc, cassonade...	70
Purée de pomme de terre	80
Riz à cuisson rapide	85
Miel	85
Farine de blé blanche	85
Pain blanc	90
Glucose, sirop de glucose-fructose, sirop de blé, sirop de riz...	100

L'équation gagnante pour réduire sa consommation de sucre :

les céréales complètes, les fruits frais, les oléagineux et les sucres à IG bas.

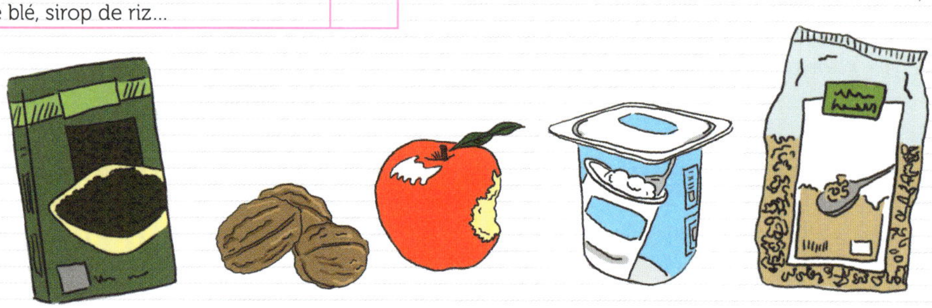

Choisissez malin : les bons réflexes

Une fois que l'on connaît les bonnes alternatives... il est facile de faire les bons choix. Avec ce tableau, trouvez les meilleures options sans vous prendre la tête.

J'évite...	J'opte plutôt pour...
Le pain de mie	Le pain allemand tranché
Le maïs soufflé au miel ou les pétales au chocolat	Le muesli aux fruits secs sans sucres ajoutés
La compote de pommes	La purée de pomme sans sucres ajoutés
Le riz cuisson 3 minutes	Le riz basmati ou complet
Les pâtes blanches bien cuites	Les pâtes complètes ou cuites al dente
Les yaourts aux fruits	Les yaourts nature + morceaux de fruits frais
Les plats industriels	Les plats industriels sans additifs ou mieux encore le fait maison
Les jus de fruits en bouteille du commerce	Un jus frais pressé ou mieux encore un fruit frais entier

Et pour sucrer mes desserts, je remplace le miel, le sucre blanc, la cassonade, etc. par des sucres naturels à IG bas : le **sirop d'agave**, le **sucre de fleur de coco** ou le **sucre de bouleau**. On ajuste la quantité, ces sucres ayant un pouvoir sucrant plus important que le sucre blanc. Essayez : en général, il varie du simple au double environ selon les sucres.

Où les trouver ? Pas de panique, ils sont en vente au rayon diététique des supermarchés, dans les magasins bio et sur internet : **www.maboutiqueonaturel.com, www.greenweez.com**...

L'idée géniale :

sucrer ses gâteaux avec le sucre naturel des fruits (purée de fruits, morceaux...), qui possède un pouvoir sucrant intéressant pour la pâtisserie.

Le plan d'attaque

La détox des placards

C'est décidé, aujourd'hui, c'est le grand jour, je fais une détox de mes placards. Haro sur...

– le sucre en poudre, la cassonade...

– les aliments à cuisson rapide,

– le pain de mie et autres farines blanches,

– les céréales pour enfants bourrées de sucre,

– les jus de fruits en bouteille du commerce,

– les plats préparés contenant du sucre.

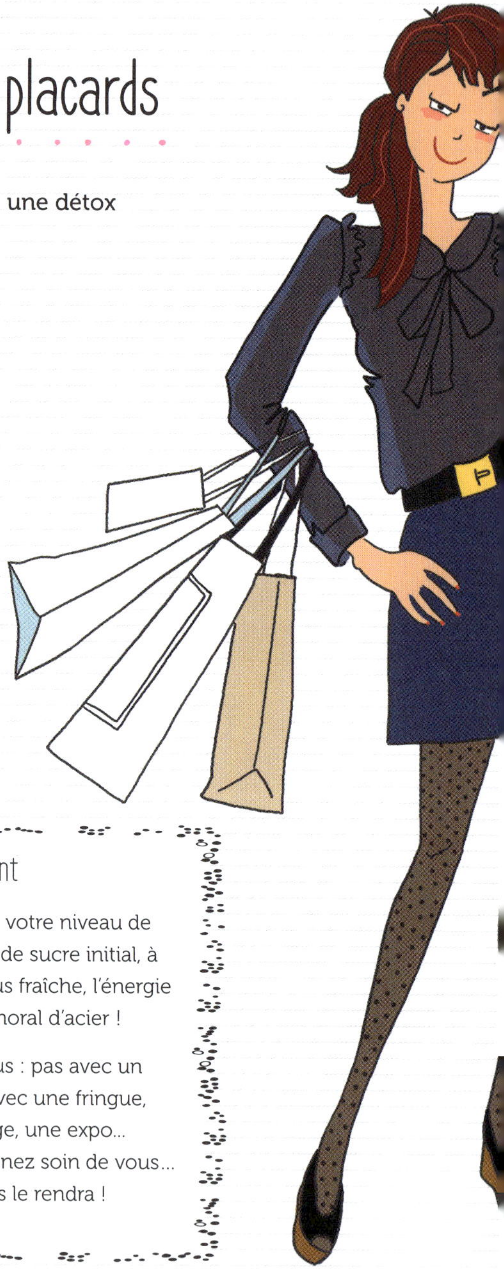

On y voit déjà plus clair, non ?

Si vous n'avez pas le courage de jeter, donnez à votre voisin, à une association, réalisez des gâteaux et offrez-les, le temps de réduire les stocks !

MÉMO pour ne pas craquer bêtement

- N'oubliez pas que les premiers jours sont les plus durs. Le temps de se déshabituer du sucre.
- Offrez-vous un joker par semaine. Pas question de refuser un bon moelleux au choc' servi à un dîner chez des copains.
- Appréciez les premiers résultats : au bout de quelques semaines, selon votre niveau de consommation de sucre initial, à vous la peau plus fraîche, l'énergie décuplée et le moral d'acier !
- Félicitez-vous : pas avec un bonbon, mais avec une fringue, un soin du visage, une expo... Bravo : vous prenez soin de vous... Votre santé vous le rendra !

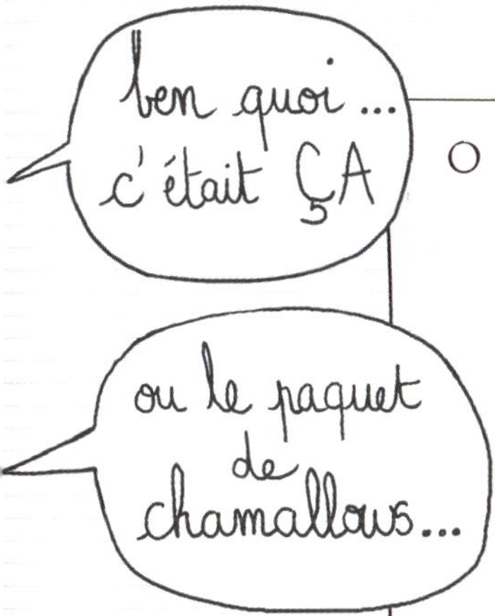

Les bons plans pour abandonner le sucre en douceur

Avec ces petites astuces, c'est encore plus facile d'arrêter le sucre !

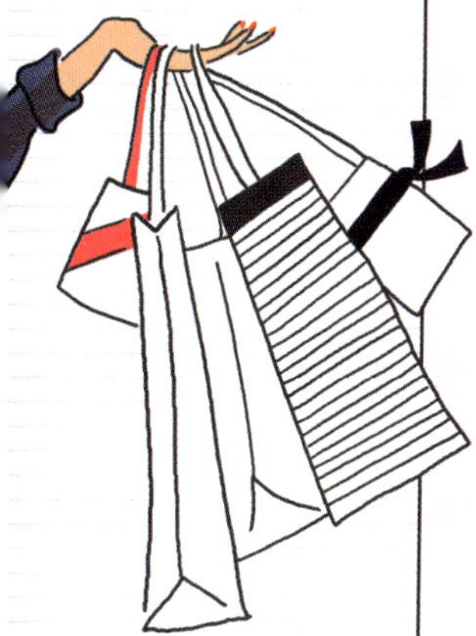

Misez sur les épices. Mais aussi sur les extraits naturels. Un peu de gingembre par-ci, un soupçon de noix de muscade, de la vanille, du citron ou de la fève tonka par-là… C'est parfait pour donner de la saveur à ses desserts, sans ajouter de sucre. Ma star : la cannelle, qui n'a pas son pareil pour réguler la glycémie.

Faites du yoga. Le stress est un ennemi coriace dans la guerre contre le sucre. Heureusement, le yoga est votre allié. Chien la tête en bas et autres salutations au soleil sont bien mieux pour se détendre qu'une main (voire deux) dans la boîte de chocolats !

Respirez. Pour vous détendre, res-pi-rez. Len-te-ment. Et pro-fon-dé-ment. Ra-len-ti-ssez…
Vous avez tout de suite moins envie de bonbons, non ?

Prenez du chrome. Cet oligoélément est très efficace pour réguler le taux d'insuline dans le sang et calmer les envies de sucre. À prendre en cure de 1 à 3 mois, au moment des repas.

Dégainez vos huiles essentielles. Celle de cannelle, mais aussi de pamplemousse, parfaite pour calmer les fringales. J'adore les diffuser dans l'air avec un diffuseur à huiles essentielles, mélangées à quelques gouttes d'huile essentielle de lavande, aux vertus apaisantes.

Une semaine de menus sans sucre

Pour vous aider à mieux visualiser comme la vie peut être belle sans sucre, voici l'exemple d'une semaine de menus, garantie sans aucun sucre ajouté ou uniquement avec des sucres à IG bas.

	Lundi	Mardi	Mercredi
Petit déjeuner	Muesli sans sucre aux fruits secs 1 yaourt nature 1 orange	Œuf à la coque Tartines de pain aux céréales + beurre demi-sel 2 clémentines	Toasts à la pomme* Yaourt à la grecque
Déjeuner	Salade de pois chiches aux poivrons rouges* Saumon poché Fruits rouges	Volaille grillée + carottes au persil frais + riz basmati Salade de fruits variés	Salade de lentilles aux piments verts* Salade verte + fromage de chèvre 1/2 pamplemousse
Dîner	Gratin de potiron à la béchamel + salade verte Pain complet grillé Compote de pommes à la cannelle*	Velouté de légumes de saison Omelette à la feta Fromage blanc aux fruits secs	Tarte complète poire-roquefort* Salade de roquette Flan à la vanille

Plutôt tentant, non ?

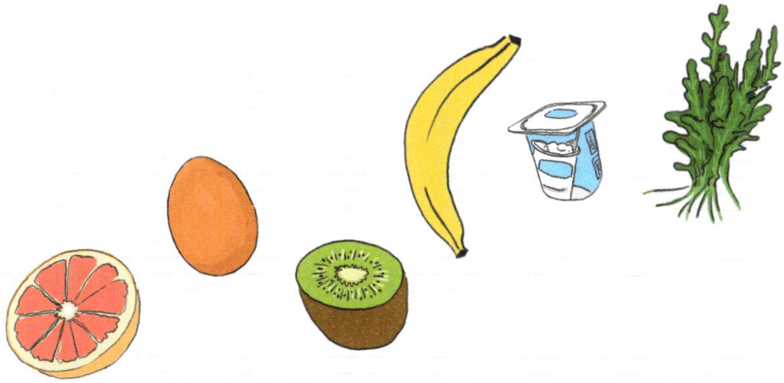

Jeudi	Vendredi	Samedi	Dimanche
Powerbowl énergie*	Toasts complets à l'avocat + fromage de brebis 1 orange	Granola croquant* Lait d'avoine 1/2 mangue	Œufs brouillés du matin* Toast de pain complet Framboises
Sauté de pois chiches à la mexicaine* Sorbet à l'ananas pur fruit*	Filet de cabillaud au four + tomates à la poêle + boulgour Pommes au four*	Taboulé de quinoa* Filet de poulet grillé 2 kiwis	Carottes râpées Entrecôte + haricots verts frais Clafoutis aux fruits rouges*
Spaghettis complets aux anchois et aux tomates* Salade d'orange Biscuits aux amandes*	Gâteau de chou-fleur à la mimolette* + coulis de tomate Banana bread*	Moules au vin blanc Fondue de poireaux Moelleux choco-noisettes*	Couscous végétarien avec légumes, semoule complète et pois chiches Crêpes légères à l'orange

* **Recette dans ce carnet (voir liste p. 3).**

Un petit déjeuner 100 % énergie

Il est 7 h, le réveil sonne. Vous avez envie de le jeter contre le mur, vous vous levez les cheveux en bataille et songez à avaler un grand bol de café sucré pour vous remettre les idées en place et vous donner de l'énergie.

On peut faire mieux, non ?

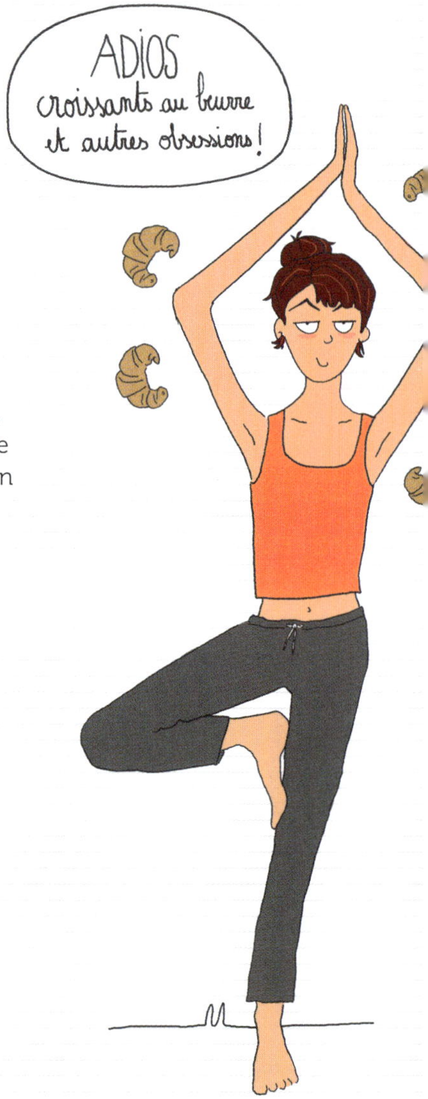

Mon conseil pour bien démarrer : quelques étirements, de grandes respirations et une douche chaude (le chaud réveille, pas le froid, comme on le croit souvent).
Ensuite, un petit déjeuner digne de ce nom, pour carburer à plein régime. Sans sucres néfastes évidemment !

Le peloton gagnant : des céréales complètes (flocons d'avoine, muesli sans sucre, pain complet, pain noir allemand…), un laitage (lait végétal ou lait de vache, yaourt, morceau de fromage…), un fruit frais et une boisson chaude (sans sucre évidemment). J'ai un faible pour le thé vert, plein d'antioxydants, mais choisissez celle que vous préférez (café, tisane, thé noir…).

UNE IDÉE FUTÉE !

Ajoutez une part de protéines à son petit déj'. Une tranche de jambon, un ou deux œufs à la coque ou brouillés. Le fromage, ça marche aussi. Rien de tel pour éviter les petits creux de milieu de matinée qui vous envoient tout droit non pas au septième ciel, mais au distributeur de barres chocolatées !

Allez à la page 30 pour découvrir des exemples de petits déjeuners salés.

Granola croquant

POUR 4 PERSONNES

☆ 240 g de noix mélangées (noisettes, amandes, pécan...) ☆ 180 g de noix de coco râpée ☆ 100 g de flocons d'avoine ☆ 4 c. à soupe de sirop d'agave ☆ 2 c. à soupe d'huile de coco (facultatif) ☆ 1 c. à café rase de cannelle en poudre

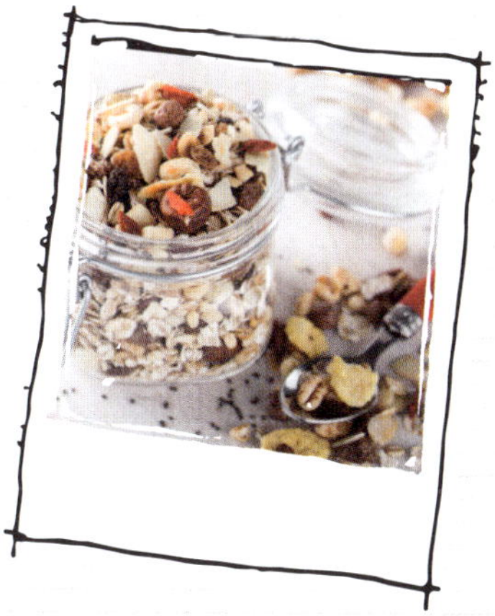

- Préchauffez le four à 160 °C.
- Hachez grossièrement les noix au couteau ou dans un mixeur. Mélangez-les avec les autres ingrédients.
- Étalez le tout sur une plaque allant au four recouverte de papier sulfurisé. Enfournez pour 20 min, jusqu'à ce que le granola soit doré.

Ma botte secrète

La cannelle, l'épice magique qui aide à réguler la glycémie. Et quel parfum !

Toasts à la pomme

POUR 2 PERSONNES

☆ 4 grandes tranches de pain complet ☆ 2 petites pommes type golden ☆ 30 g de beurre ☆ 2 c. à soupe de sucre de fleur de coco ☆ 2 c. à soupe d'amandes effilées

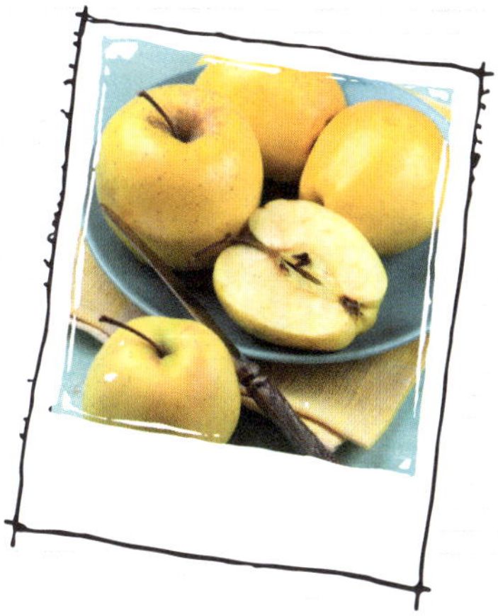

- Préchauffez le four à 180 °C.
- Lavez les pommes, épépinez-les puis coupez-les en lamelles.
- Tartinez le pain avec la moitié du beurre. Posez dessus les lamelles de pomme, puis le reste de beurre en noisettes. Parsemez de sucre de coco et d'amandes effilées. Enfournez pour 15 min.
- Dégustez chaud.

Banana bread

POUR 4 À 6 PERSONNES

☆ 2 bananes ☆ 110 g d'amandes en poudre
☆ 80 g de noisettes décortiquées
☆ 40 g de sucre de bouleau ☆ 3 œufs

- Préchauffez le four à 180 °C.
- Mixez les bananes épluchées en morceaux, les amandes en poudre, les œufs, le sucre de bouleau et les noisettes, jusqu'à ce que les noisettes aient la taille de petites pépites.
- Versez la pâte dans un moule à cake de 24-25 cm de long légèrement huilé et enfournez pour 25 min.
- Démoulez sur une grille et laissez refroidir.

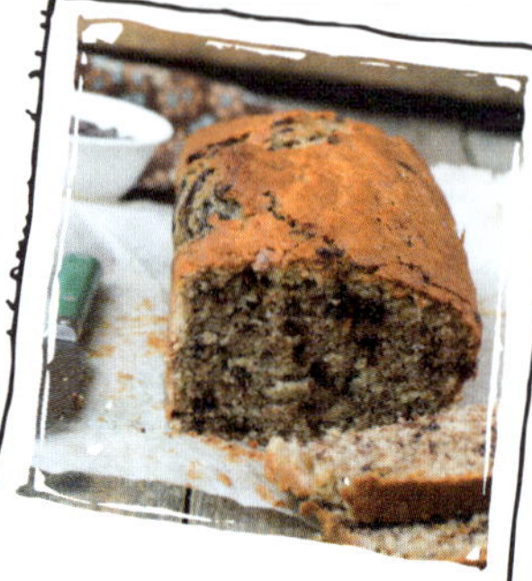

Ça marche aussi

Avec du sucre de fleur de coco ou du sirop d'agave.

Parfait aussi à l'heure du goûter !

Pancakes complets tout simples

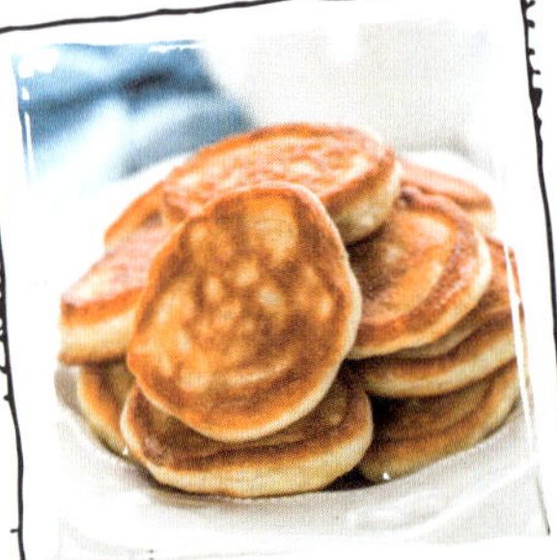

POUR 4 PERSONNES

☆ 150 g de petits flocons d'avoine ☆ 120 g de farine de blé complète ou semi-complète ☆ 2 c. à café de bicarbonate de soude ☆ 1 pincée de sel ☆ 30 cl de lait végétal ou de vache ☆ 2 œufs

- Mélangez dans un saladier les flocons d'avoine, la farine complète, le bicarbonate de soude et le sel.
- Fouettez dans un bol le lait et les œufs. Incorporez au mélange précédent à l'aide d'un fouet.
- Faites chauffer une poêle antiadhésive et déposez-y de petits tas de pâte. Faites-cuire environ 2 min de chaque côté.

Pour servir

Parfait en version salée avec du fromage, des œufs, du bacon... Pour consommer ces pancakes en version sucrée, ajoutez une cuillerée à café de graines de vanille à la pâte et servez-les avec des fruits, un coulis de fruits rouges ou encore de la compote.

Et les jus de fruits ?

Vous allez peut-être me dire que siroter un jus de fruits vaut bien mieux qu'un soda. Eh bien, pas franchement ! Les jus de fruits du commerce, notamment les nectars, sont en effet **bourrés de sucre**. Ok, ils contiennent un peu plus de vitamines, mais ils provoquent le même afflux de sucre dans le sang (à l'origine du fameux pic de glycémie). **À éviter, donc.**

La bonne alternative : presser soi-même ses fruits et réaliser **des jus et des smoothies maison** (voir pages 28 et 29). Encore mieux : **croquer les fruits entiers,** pour profiter en prime des fibres qu'ils contiennent naturellement et qui permettent de ralentir l'assimilation du sucre par l'organisme.

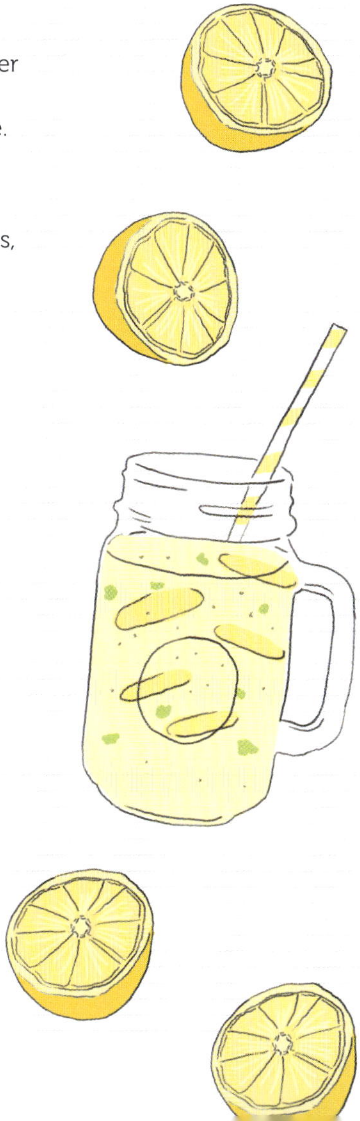

On adore aussi : **l'eau, évidemment**. Garantie zéro sucre. Mais aussi les **thés parfumés** : vanille, agrumes, cacao… Parfait pour les envies de douceur. Quant aux tisanes, essayez celles de feuilles de myrtilles, de cannelle ou encore de fenugrec et de ginseng, des plantes anti-sucre par excellence.

À tester (satisfaction garantie !) : des associations des légumes dans nos jus de fruits préférés (surtout si vous avez une centrifugeuse). Le concombre se marie, par exemple, à merveille à la pomme, le fenouil à l'orange et la carotte à la pomme comme à l'orange. En prime, on bénéficie de toutes leurs vitamines. Et vive la variété !

QUID DE L'ALCOOL ?

Les boissons alcoolisées contiennent toutes du sucre, en quantité plus ou moins importante.

À éviter : les vins moelleux, le cidre doux, le kir, la sangria…

Préférez un verre de vin ou une coupe de champagne. Moins sucré et plus chic (vous le valez bien) !

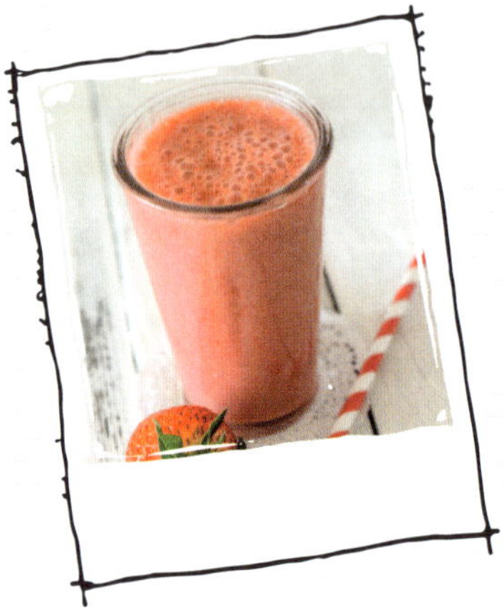

Powerbowl énergie

POUR 2 PERSONNES

☆ 200 g de fruits rouges variés + 2 c. à café pour le décor ☆ 1 grosse banane ☆ 50 cl de lait ☆ 2 c. à soupe de sirop d'agave ☆ 30 g de noix de coco en copeaux ☆ 1 c. à café de graines de sésame grillées

- Rincez, égrainez et équeutez si besoin les fruits rouges. Épluchez la banane.
- Mettez le lait avec la banane en morceaux, les fruits rouges et le sirop d'agave dans un blender. Mixez jusqu'à l'obtention d'un smoothie lisse.
- Versez dans de petits bols puis parsemez du reste de fruits rouges, de noix de coco et de graines de sésame grillées. Dégustez sans attendre.

Green smoothie

POUR 2 PERSONNES

☆ 30 à 40 cl d'eau de coco (selon la consistance désirée)
☆ 1 banane ☆ 2 kiwis ☆ 2 tranches d'ananas
☆ 2 poignées de pousses d'épinards frais

- Épluchez la banane, les kiwis et l'ananas. Coupez-les en gros morceaux.
- Mettez-les dans un blender avec l'eau de coco et les épinards. Mixez jusqu'à l'obtention d'un smoothie lisse.
- Versez dans des verres et dégustez.

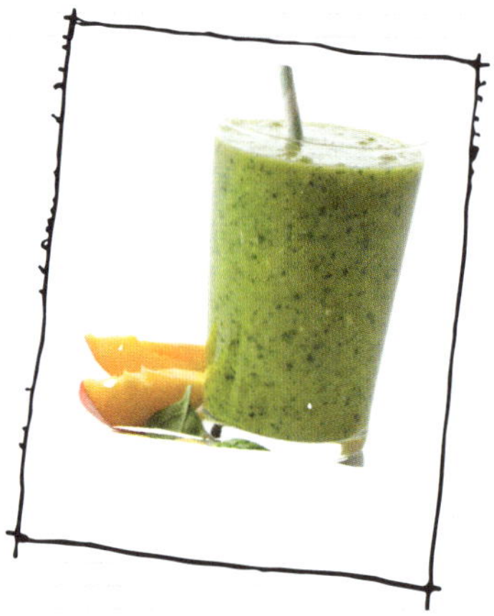

Le +

J'aime transformer ce smoothie en powerbowl pour mon petit déjeuner. Je le verse dans un bol et j'y ajoute des toppings zéro sucre ajouté : amandes hachées, lamelles de noix de coco séchées, flocons d'avoine...

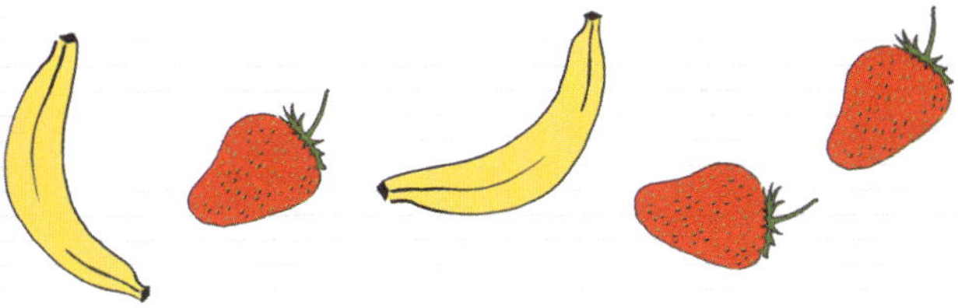

Smoothie rose

POUR 2 PERSONNES

☆ ½ banane ☆ 200 g de fraises ☆ 30 cl de lait
☆ 2 c. à soupe de sucre de bouleau (facultatif)

- Épluchez la banane. Rincez et équeutez les fraises.
- Mixez les fraises, la banane, le lait et le sucre de bouleau, et dégustez.

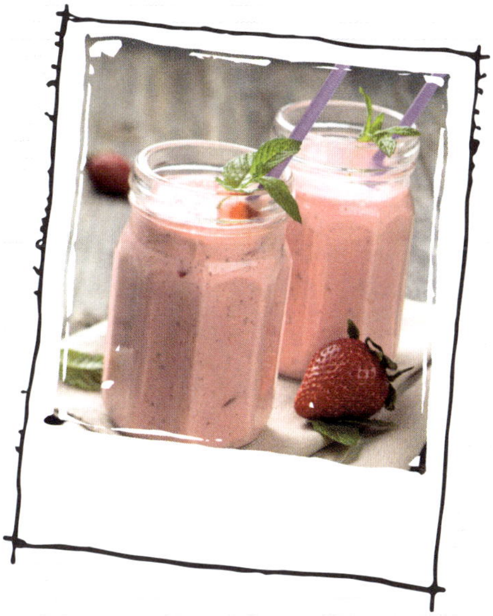

SMOOTHIES : COCKTAILS POUR BIEN DÉMARRER

Vous pouvez varier les fruits selon vos envies et la saison pour vous préparer de délicieux smoothies et autres jus pressés. Besoin de quelques exemples ? Voici nos bonnes idées !

- Banane + pêche + abricot
- Fraise + framboise + lait de soja
- Ananas + yaourt nature + citron vert + mangue
- Kiwis + ananas + banane + lait
- Ananas + kale + concombre
- Carotte + pomme + orange + gingembre
- Poire + pomme + lait d'amande

5 idées de petits-déjeuners salés pour doper sa journée

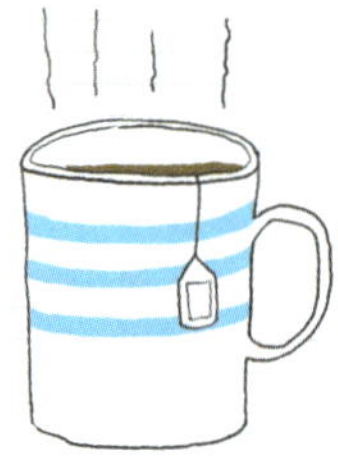

English

- muffin complet grillé + œuf au plat + bacon + cheddar
- clémentines
- thé noir

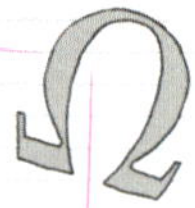

Spécial oméga-3

- tranches de pain noir allemand + saumon fumé + cottage cheese
- pamplemousse
- café

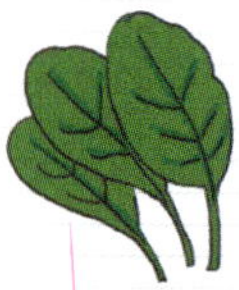

Green

- tranches de pain au levain + lamelles d'avocat + quelques pousses d'épinards + chèvre frais
- thé vert

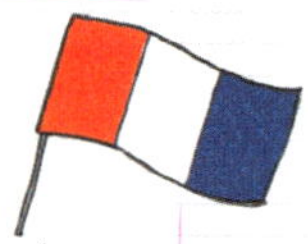

Frenchy

- pain perdu salé + jambon blanc + comté
- fraises
- café

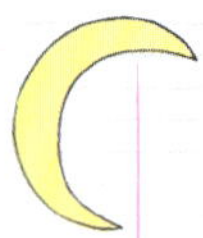

Oriental

- pain pita complet + lamelles d'avocat + houmous + jus de citron
- orange
- thé à la menthe

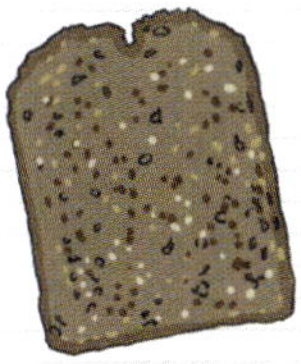
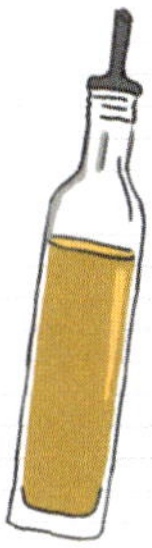

Toasts complets à l'avocat

POUR 2 PERSONNES

☆ 1 avocat bien mûr ☆ 2 œufs ☆ 2 tranches de pain complet type pain allemand ☆ jus de citron ☆ huile d'olive ☆ sel et poivre

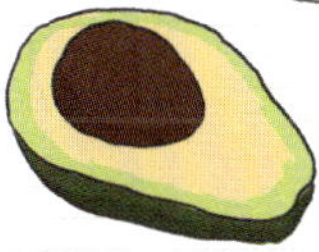
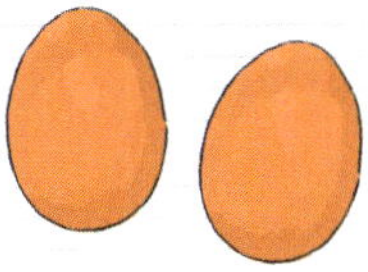

- Mettez de l'eau à bouillir dans une casserole. Lorsqu'elle frémit, déposez les œufs et laissez cuire de 7 à 8 min pour qu'ils soient mollets.
- Dénoyautez l'avocat, prélevez la chair et écrasez-la à la fourchette avec une giclée de jus de citron, du sel et du poivre.
- Mettez le pain à toaster quelques minutes. Tartinez-le de purée d'avocat.
- Écalez les œufs. Déposez-les sur les deux tartines. Arrosez de quelques gouttes d'huile d'olive.
- Coupez chaque œuf mollet en deux et servez sans attendre.

La variante

Vous pouvez également servir ces toasts au déjeuner, avec une bonne salade.

Œufs brouillés du matin

POUR 2 PERSONNES

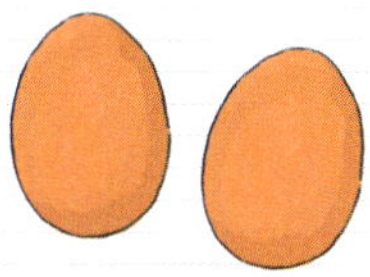

☆ 2 gros œufs ☆ 25 g de beurre ☆ ciboulette ciselée (facultatif) ☆ 2 c. à soupe de graines de courge (facultatif) ☆ sel et poivre

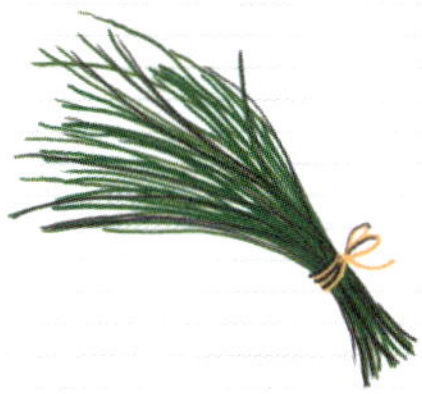

- Cassez les œufs dans un saladier. Salez, poivrez et fouettez vivement.
- Faites fondre le beurre dans une petite casserole. Versez-y les œufs et laissez cuire en remuant sans cesse. Lorsqu'ils ont la consistance désirée (plus ou moins baveuse), ôtez du feu.
- Servez aussitôt parsemé de ciboulette ou de graines de courge.

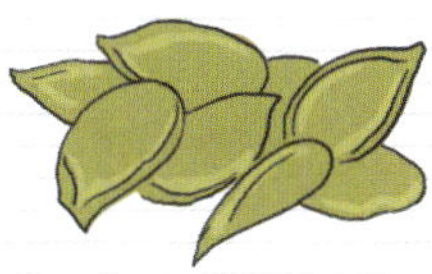

Trop bon !

Servez avec des toasts de pain noir, type pain allemand, bien grillés.

Déjeuner et dîner : les bonnes pistes

Pour faire le plein de nutriments et d'énergie tout en évitant le sucre, les repas à la maison ou au restaurant doivent être bien pensés.

Allez au marché

Faire le plein de fruits, de légumes frais, locaux et de saison, mais aussi de poissons, de produits laitiers en direct de la ferme... Quel rapport avec le sucre ? En mangeant de vrais bons produits, goûteux, vous aurez moins envie de manger des produits industriels hyper sucrés. Ça deviendra même avec le temps un véritable mode de vie !

Cuisinez à l'avance

Évidemment, il est plus rapide d'acheter un plat tout fait que de le faire soi-même. Ça vaut pourtant le coup d'y penser : en cuisinant vous-même, vous vous régalerez et vous pourrez contrôler la quantité de sucre tout comme la qualité des aliments.

La bonne idée : préparez gâteaux et autres petits plats à l'avance, le week-end par exemple. Misez aussi sur le congélateur, c'est votre allié !

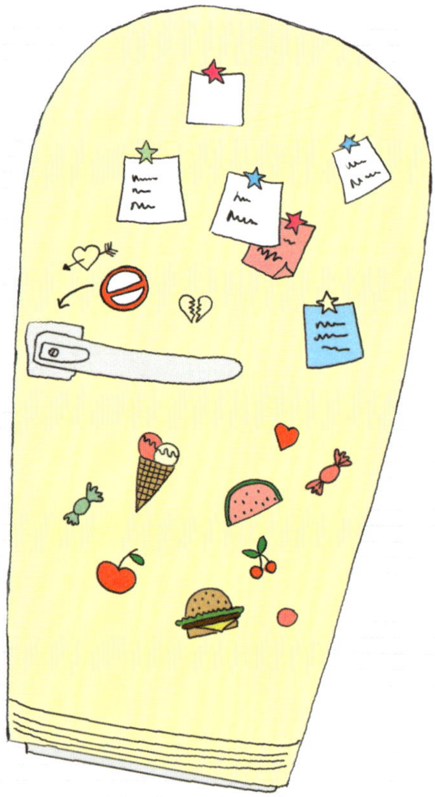

Faites des menus

Encore une bonne façon de contrôler sa consommation de sucre. Préparez des menus pour la semaine et tenez-vous-y. En plus, vous gagnerez du temps : terminé, le syndrome du frigo vide !

Rusez avec des recettes qui déchirent

C'est la meilleure façon de ne pas vous frustrer. Et d'éviter la soupe à la grimace de toute votre tribu. Un gâteau au chocolat ? Oui, mais sans farine blanche et uniquement avec du sirop d'agave ! Des céréales pour le petit déj' ? Oui, mais sous forme d'un granola sans sucres ajoutés. Et c'est trop bon !

Tarte complète poire-roquefort

POUR 4 À 6 PERSONNES

- 3 belles poires
- 80 g de roquefort
- 1 poignée de noix hachées
- 20 g de beurre
- sel et poivre

Pour la pâte à tarte

- 250 g de farine semi-complète T80
- 1 c. à café de sel
- 12 cl d'eau froide
- 4 c. à soupe d'huile d'olive

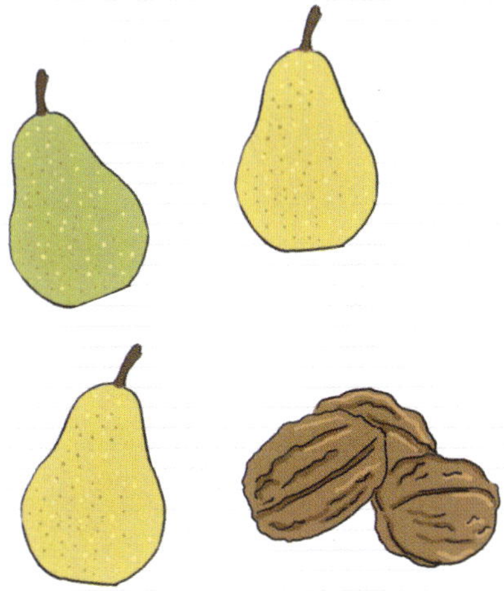

- Préchauffez le four à 200 °C.
- Préparez la pâte. Dans un saladier, mélangez la farine et le sel. Faites un puits au centre, versez-y l'eau et l'huile d'olive. Pétrissez jusqu'à ce que la pâte soit bien homogène.
- Étalez la pâte sur le plan de travail fariné puis garnissez-en un moule à tarte. Piquez le fond à la fourchette et enfournez pour 15 min.
- Pendant ce temps, pelez les poires et coupez-les en lamelles.
- Disposez les lamelles de poire de façon régulière sur le fond de tarte cuit. Parsemez du roquefort émietté et des noix hachées. Salez peu (le roquefort est très salé), poivrez et ajoutez le beurre en parcelles. Enfournez pour 20 min.

Pour accompagner

Délicieux avec une salade d'endives.

POUR CHANGER

Ce qui est génial avec les fruits, c'est qu'ils s'accordent avec plein de fromages. Alors, pour changer, essayez par exemple les associations suivantes :

pomme + camembert

abricot + chèvre

figue + bleu d'Auvergne

cerise noire + brebis

À vous aussi d'essayer les mélanges les plus audacieux. Osez et découvrez !

Salade de pois chiches aux poivrons rouges

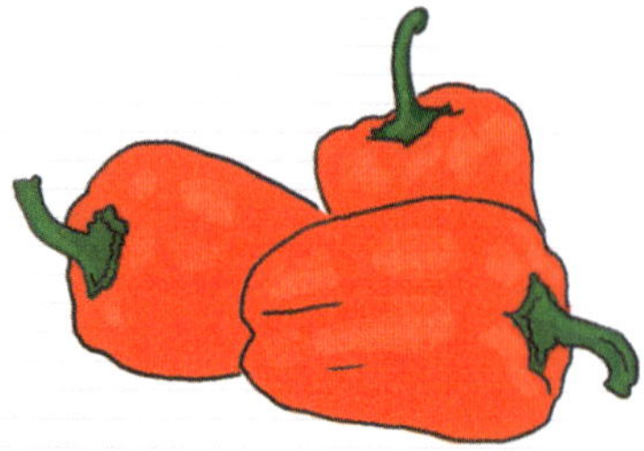

POUR 4 PERSONNES

☆ 800 g de pois chiches en conserve
☆ 550 g de poivrons cuits rouges en conserve
☆ 3 petits oignons nouveaux ciselés ☆ 1 gousse d'ail
☆ 1 dizaine d'olives noires type niçoises ☆ 1 botte de basilic
☆ huile d'olive ☆ sel et poivre

- Rincez et égouttez les pois chiches, mettez-les dans un saladier.
- Rincez et égouttez les poivrons. Coupez-les en lamelles dans le sens de la longueur et ajoutez-les dans le saladier.
- Ajoutez les oignons hachés, l'ail écrasé, le basilic ciselé et les olives coupées en petits morceaux. Salez, poivrez et arrosez d'huile d'olive. Mélangez avant de servir.

Salade de lentilles aux piments verts

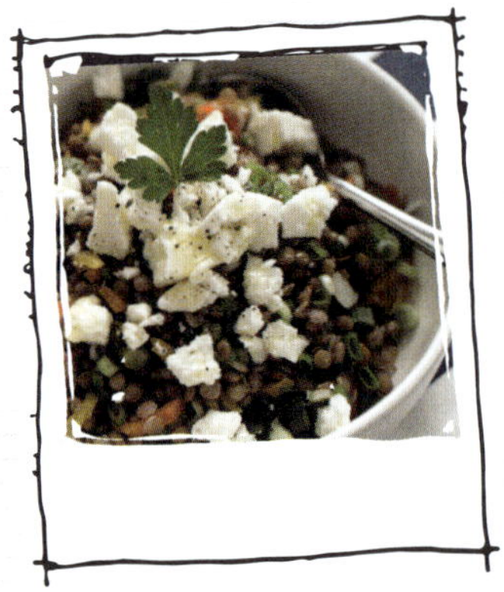

POUR 4 PERSONNES

☆ 240 g de lentilles vertes ☆ 100 g de feta émiettée ☆ 2 belles échalotes ☆ 2 piments verts ☆ 1/2 botte de persil ☆ huile d'olive ☆ sel et poivre

- Jetez les lentilles dans un grand volume d'eau froide non salée, portez à ébullition, puis faites cuire 20 à 25 min.
- Égouttez-les et passez-les sous l'eau froide pour arrêter la cuisson, puis mettez-les dans un saladier.
- Ajoutez échalotes et les piments hachés, la feta émiettée et le persil ciselé. Salez, poivrez et arrosez d'huile d'olive. Mélangez avant de servir.

Sauté de pois chiches à la mexicaine

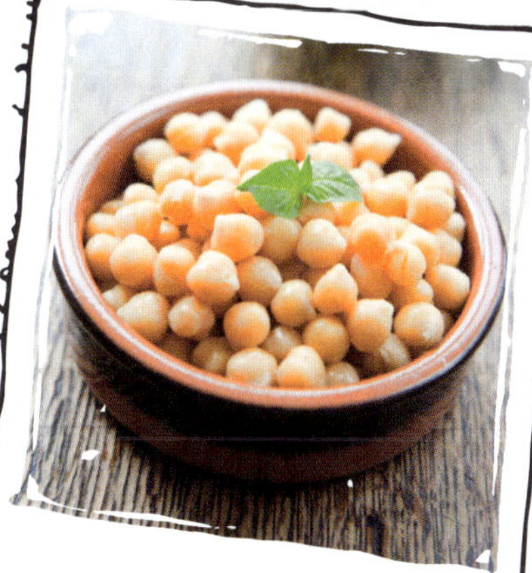

POUR 4 PERSONNES

☆ 600 g de pois chiches en conserve
☆ 5 tomates ☆ 2 merguez grillées ☆ 2 oignons ciselés ☆ 2 gousses d'ail ☆ 1 pincée d'épices mexicaines (Ducros, par exemple) ☆ huile d'olive ☆ coriandre ciselée ☆ sel et poivre

- Coupez les tomates en dés.
- Faites chauffer un filet d'huile dans une poêle et faites-y dorer rapidement les oignons hachés et l'ail pressé. Ajoutez les merguez coupées en rondelles fines et faites revenir quelques minutes de plus. Ajoutez les tomates et laissez compoter à feu doux 20 min environ. Ajoutez les pois chiches, mélangez et faites revenir 5 min à feu moyen.
- Salez, poivrez, parsemez de coriandre et mélangez avant de servir.

ET QUAND ON FAIT DU SPORT ?

Plutôt qu'une boisson énergisante hyper sucrée, on verse un peu de jus de fruits fraîchement pressés dans la gourde avec de l'eau minérale. Une poignée d'amandes dans la poche et le tour est joué !

Les recettes de ces pages sont d'ailleurs idéales pour les sportifs. Les pois chiches et les lentilles permettent de faire le plein de protéines végétales et de glucides lents, parfaits pour carburer à fond pendant vos séances de running et autres activités physiques ! Alors, on se laisse tenter hein ?

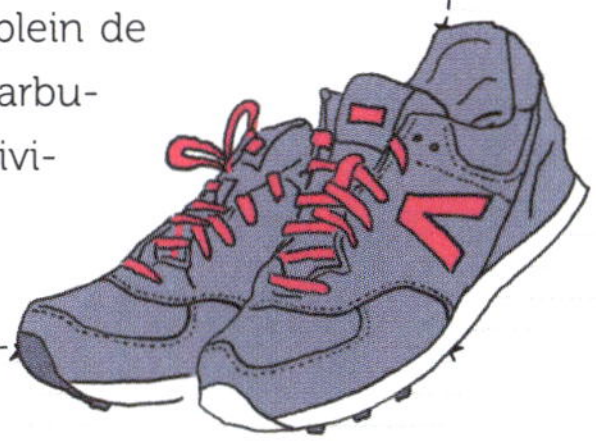

Spaghettis complets aux anchois et aux tomates

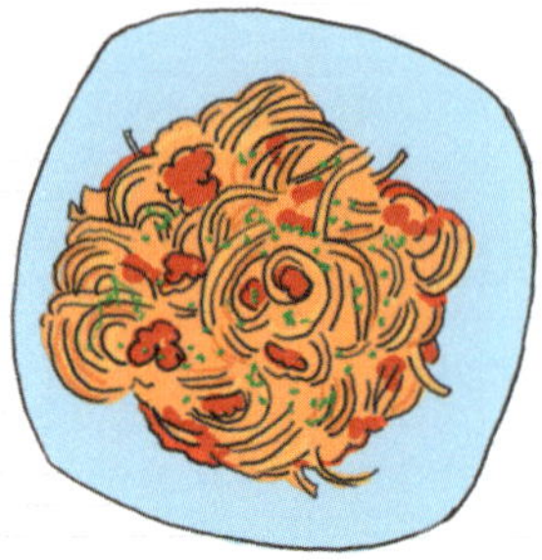

POUR 4 PERSONNES

☆ 320 g de spaghettis complets ☆ 400 g de tomates concassées en conserve ☆ 1 douzaine de filets d'anchois ☆ 10 cl de vin blanc sec ☆ 1 oignon haché ☆ 1 gousse d'ail hachée ☆ un peu de persil ciselé ☆ huile d'olive ☆ sel et poivre

- Faites chauffer un peu d'huile dans une petite cocotte et faites-y fondre l'oignon et l'ail quelques min. Déglacez avec le vin blanc, laissez réduire 5 minutes puis ajoutez les tomates concassées et les anchois coupés en petits morceaux. Poivrez, salez si besoin (les anchois sont très salés) puis laissez mijoter 15 min environ à couvert.
- Faites cuire les spaghettis al dente.
- Égouttez-les et servez-les nappés de sauce et parsemé de persil.

Gâteau de chou-fleur à la mimolette

POUR 4 À 6 PERSONNES

☆ 350 g de fromage blanc en faisselle ☆ 300 g de chou- fleur ☆ 120 g de mimolette vieille ☆ 2 œufs ☆ 40 g de farine complète ☆ un peu de persil haché ☆ un peu de muscade râpée ☆ sel et poivre

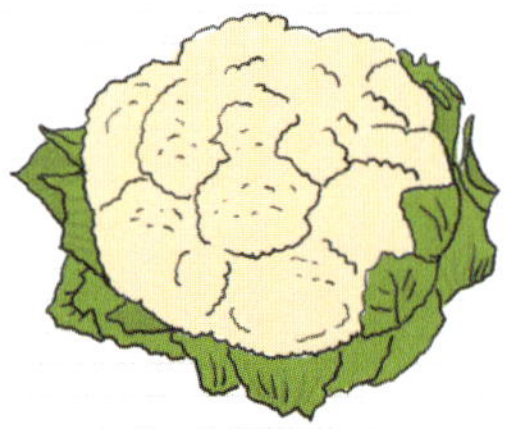

- Préchauffez le four à 180 °C.
- Mettez le fromage blanc à égoutter dans une passoire fine pendant 20 min.
- Détaillez le chou-fleur en fleurettes et mixez-les pour obtenir une semoule.
- Fouettez les œufs avec le fromage blanc égoutté et la farine. Incorporez la mimolette, la muscade, du sel et du poivre. Ajoutez la semoule de chou-fleur et le persil, mélangez.
- Versez la pâte obtenue dans un moule à gâteau huilé. Enfournez pour 45 min.

Miam !

Sans sucre, mais pas sans saveurs, ce gâteau salé peut être dégusté chaud ou froid.

Pour un petit creux au bureau ou à l'extérieur : les idées malignes

Le piège du distributeur de cochonneries, juste à côté de la machine à café, on connaît tous. Le problème : la grande majorité, pour ne pas dire la totalité des produits proposés est archi-pleine de sucre. Alors, en attendant le jour (béni) où cette machine nous proposera, entre deux canettes de soda, des fruits frais ou secs, des barres de céréales sans sucres ajoutés et autres encas sains, on a intérêt à trouver des combines.

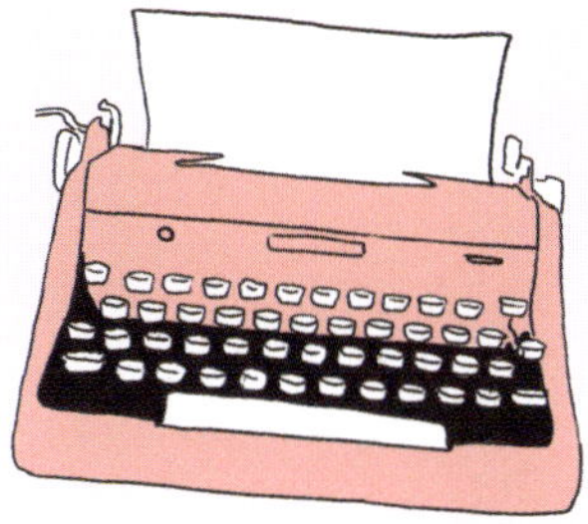

Les bonnes options :

- quelques bonbons sans sucre faits maison (recette page 57),
- du pop-corn maison (recette page 41), génial aussi pour les séances ciné,
- des fruits secs et des oléagineux (abricots, pommes séchées, amandes, noisettes...),
- une pomme à croquer, une banane, des clémentines...
- de l'eau pétillante,
- un thé vert (apportez votre thé et votre tasse au bureau).

N'oubliez pas de miser sur la variété et le plaisir alimentaire pour ne pas avoir envie de foncer... tout droit sur le sac de bonbons !

10 encas sans sucre !

Une bonne façon de supprimer les friandises grignotées au bureau, sur le trajet du retour, devant la télé ? Les remplacer par…

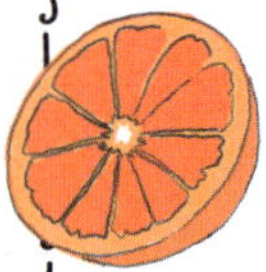

- 1 orange + 1 poignée d'amandes

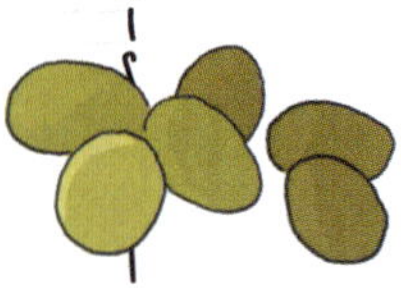

- Des olives + du pain complet + 1 lichette de houmous

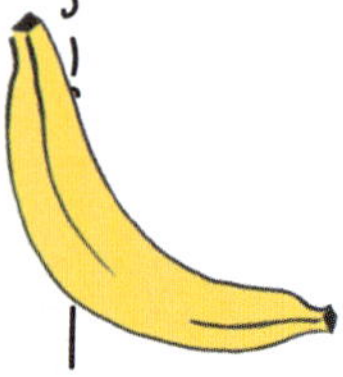

- 1 banane écrasée + 2 c. à soupe de copeaux de noix de coco
- 2 tartines type Wasa + 1/2 avocat écrasé + jus de citron frais

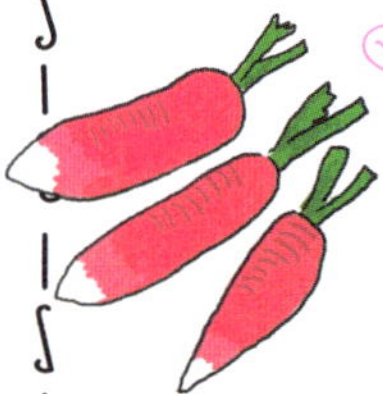

- 1 morceau de chèvre frais + du pain complet + quelques radis

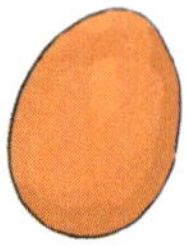

- 1 œuf dur + quelques tomates cerises

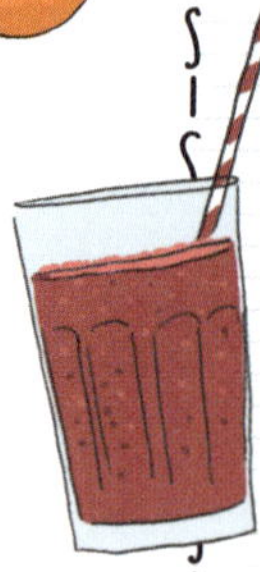

- 1 yaourt nature + 1 c. à café de sirop d'agave + 1 poignée de noix
- 1 smoothie maison + quelques noisettes

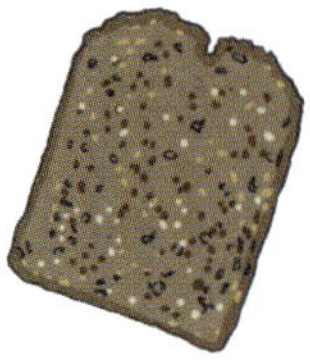

- 1 tranche de pain de seigle + 1 tranche de saumon fumé + quelques graines germées
- 1 compote de pommes sans sucre + quelques noix de macadamia

Miam !

Taboulé de quinoa

POUR 4 PERSONNES

☆ 200 g de quinoa ☆ 2 tomates ☆ 1 avocat ☆ ½ citron ☆ coriandre ciselée ☆ persil ciselé ☆ menthe ciselée ☆ huile d'olive ☆ sel et poivre

- Rincez le quinoa à l'eau claire.
- Faites bouillir un grand volume d'eau salée et jetez-y le quinoa. Faites cuire 15 à 20 min selon le temps de cuisson indiqué sur le paquet puis égouttez et rincez à l'eau froide.
- Épluchez l'avocat et coupez-le en dés. Coupez les tomates en dés. Mélangez les tomates, l'avocat, le jus de citron, les herbes et le quinoa dans un saladier. Ajoutez un filet d'huile d'olive du sel et du poivre, et mélangez. Gardez au frais jusqu'au moment de servir.

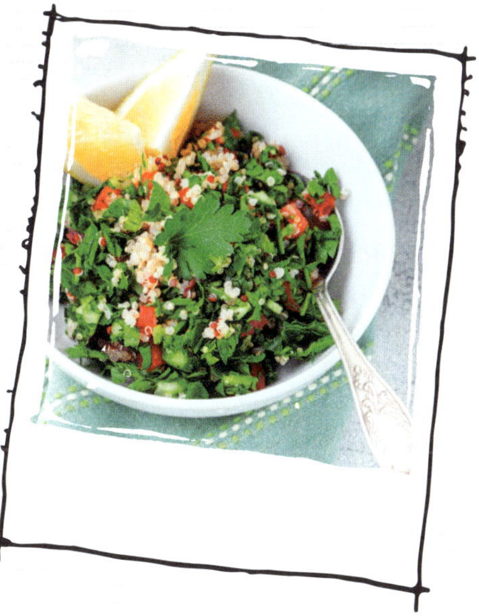

Take away

Ce taboulé est parfait pour emporter au bureau dans une lunch box !

POUR LE REPAS DU MIDI

Une lunch box avec les restes du repas de la veille peut être une bonne option. Sinon, à vous les salades fraîches, les sandwichs de pain complet aux crudités (n'hésitez pas à passer commande à votre boulanger) ! De nombreuses chaînes de restaurant proposent des menus maison, frais et équilibrés à emporter. Ouvrez l'œil !

LES GRAINES, NOS ALLIÉES !

Le **quinoa**, le **couscous complet**, le **boulgour** ou encore l'**épeautre** et autres graines trop bonnes sont des ingrédients parfaits lorsque l'on souhaite consommer moins de sucre. Leur index glycémique bas nous permet en effet de passer d'un repas à l'autre sans risque de fringale... et donc avec moins de risque de plonger la main dans un gros paquet de chamallows. Malins, ces p'tits grains ! Et même en dessert !

Pourquoi ne pas essayer de décliner le taboulé traditionnel en une version sucrée aux fruits, avec des morceaux d'orange, de pomme, un trait de sirop d'agave et quelques noix hachées ? Voilà un dessert consistant, peu sucré et hyper-vitaminé !

Un apéro de copains malin !

Les copains débarquent pour l'apéro ? Haro sur les paquets de biscuits riches en sucre (même ceux salés, oui, oui, sans parler des additifs aux noms étranges) ! Voici quelques bonnes idées pour se faire plaisir vite, de façon saine et sans sucre !

- des frites ou des chips de légumes réalisées dans un bain d'huile très chaud (panais, carottes, patates douces, chou kale...) ;
- des olives, noires ou vertes, au piment, aux anchois, aux herbes... Il y a de quoi varier les plaisirs ;
- des bâtonnets de carotte, de concombre, des fleurettes de chou-fleur, à servir avec une sauce maison type fromage blanc et ciboulette ;
- du pop-corn maison (recette page 41) ;
- des noix de cajou et des amandes torréfiées au four et salées d'une pointe de sel et de poivre (ou de paprika, de piment...) ;
- des barquettes faites de feuilles d'endive garnies de chèvre frais aux herbes ;
- des pépites de chou-fleur épicées, réalisées en mélangeant de petites fleurettes de chou-fleur avec un peu d'huile et de curry en poudre, étalées sur une plaque de four et cuites 25 minutes à 180 °C.

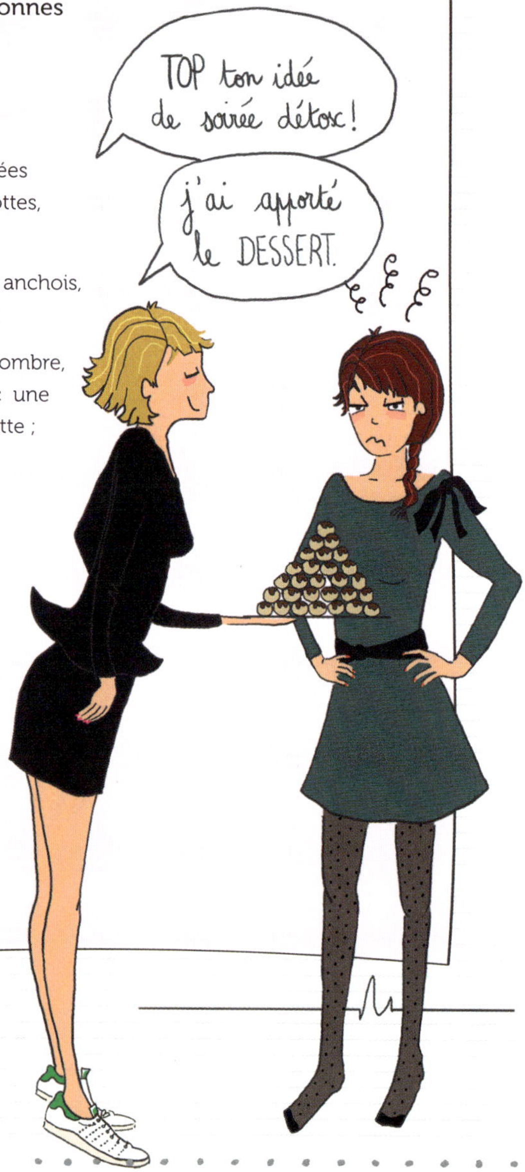
TOP ton idée de soirée détox !
j'ai apporté le DESSERT.

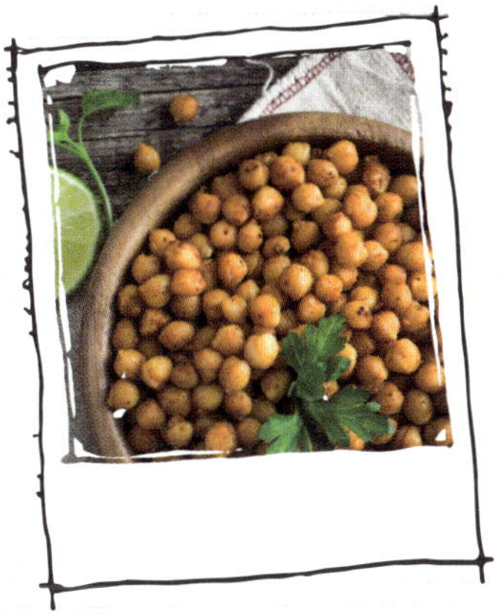

Pois chiches épicés pour l'apéro

POUR 6 À 8 PERSONNES

- 800 g de pois chiches en conserve
- 5 c. à soupe d'huile d'olive
- 2 c. à soupe de ras el-hanout

- Préchauffez le four à 150 °C.
- Rincez et égouttez les pois chiches, mettez-les dans un saladier.
- Ajoutez l'huile d'olive et le ras el-hanout. Mélangez pour bien enrober les pois chiches.
- Déposez le mélange sur une plaque recouverte de papier sulfurisé et enfournez pour 45 min.
- Laissez refroidir avant de servir.

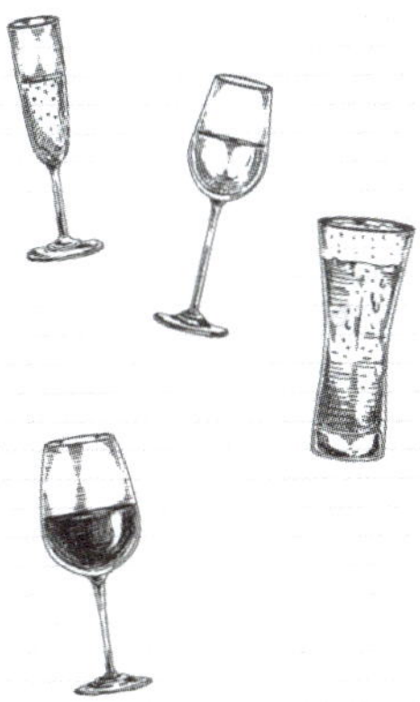

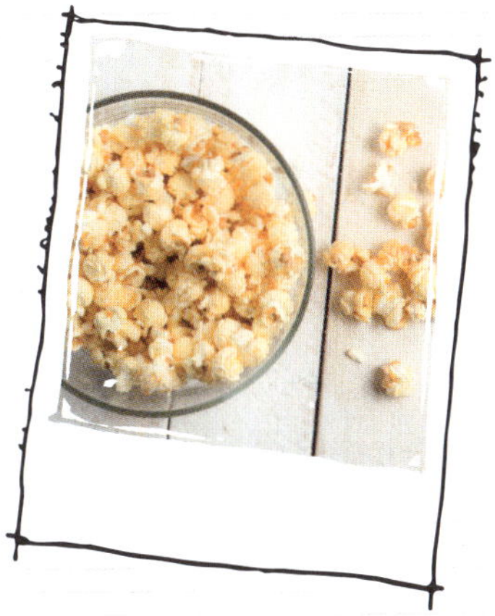

Pop-corn coco

POUR 4 PERSONNES

☆ 125 g de maïs à pop-corn ☆ 3 c. à soupe de noix de coco râpée ☆ 2 c. à soupe d'huile de coco ou de tournesol

- Versez l'huile dans une casserole et ajoutez le maïs. Mettez à cuire à feu vif en plaçant un couvercle dessus.
- Lorsque le pop-corn commence à exploser, laissez cuire 10 sec, puis ôtez du feu et attendez qu'il arrête d'exploser.
- Parsemez de noix de coco râpée, mélangez et dégustez.

Pommes au four

POUR 4 PERSONNES

- 4 belles pommes golden ou reine des reinettes
- 40 g de beurre
- 4 c. à café de sucre de bouleau

- Préchauffez le four à 200 °C.
- Creusez le centre de chaque pomme. Répartissez le beurre dans la cavité des pommes et saupoudrez de sucre de bouleau.
- Enfournez pour 30 min environ. Servez tiède.

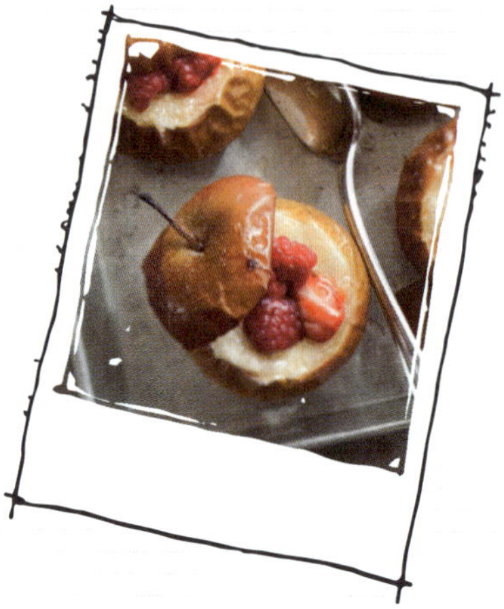

Trop bon comme dessert le soir, en hiver !

Idées pour pimper mes pommes au four

J'ajoute des amandes effilées, 2 ou 3 framboises, des pignons de pin, du chocolat noir râpé, de la noix de coco râpée, de la compote de fruits, des noisettes ou des noix hachées. Bref, les pommes au four sont tout sauf ennuyeuses !

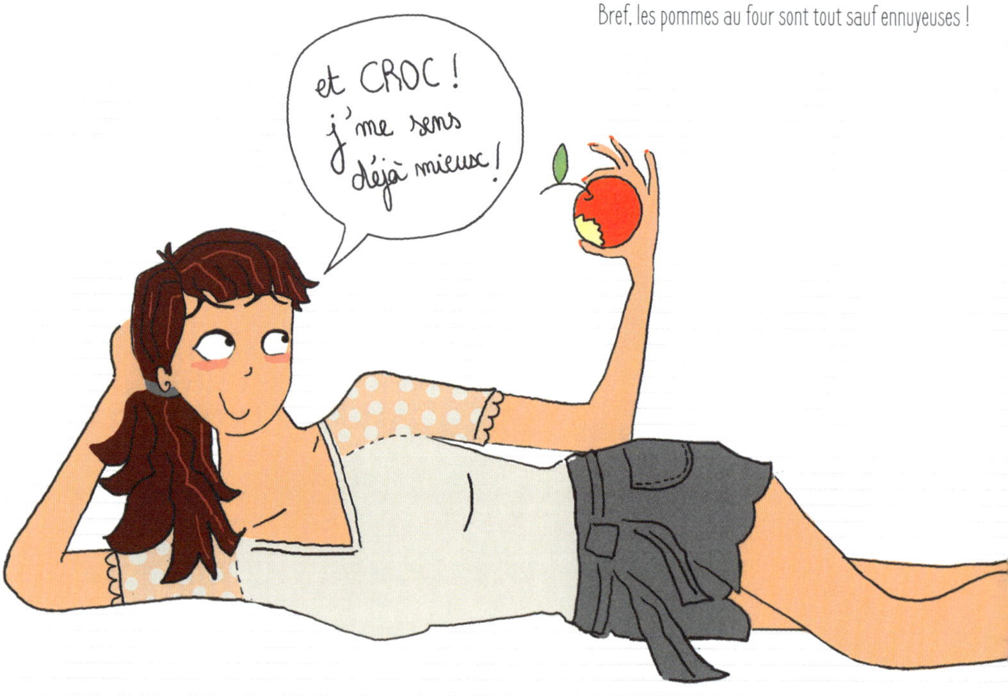

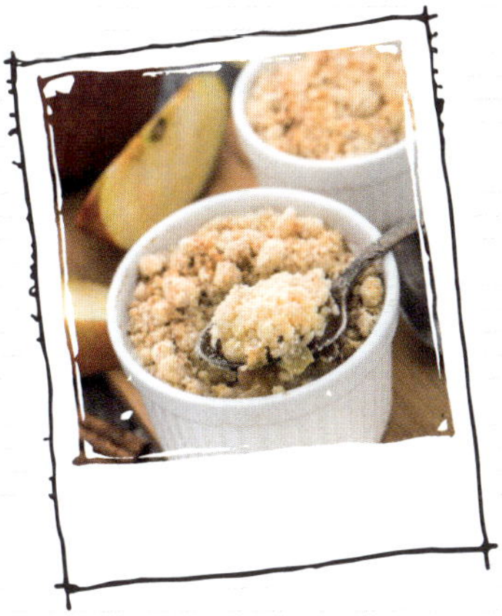

Crumble pomme-amande

POUR 4 PERSONNES

☆ 4 grosses pommes type golden ☆ 150 g d'amandes en poudre ☆ 150 g de beurre ☆ 150 g de sucre de bouleau ☆ cannelle en poudre

- Préchauffez le four à 180 °C.
- Épluchez les pommes et coupez-les en quartiers, puis en cubes de taille moyenne.
- Dans un saladier, mélangez du bout des doigts le beurre coupé en lamelles, les amandes en poudre, le sucre de bouleau et un peu de cannelle jusqu'à l'obtention d'une pâte sableuse.
- Répartissez les dés de pomme dans un plat allant au four et recouvrez-les du mélange beurre-amandes-sucre en l'émiettant. Enfournez pour 50 min environ. Dégustez chaud ou tiède.

Pour changer

Vous pouvez remplacer la cannelle par un peu de gingembre. Et les amandes par des noisettes ou encore des noix de cajou préalablement réduites en poudre à l'aide d'un mixeur.

Soupe de fraises

POUR 4 PERSONNES

☆ 800 g de fraises type gariguette ☆ une vingtaine de feuilles de verveine citronnée ☆ 4 c. à soupe de sirop d'agave

- Équeutez les fraises et rincez-les à l'eau froide. Rincez les feuilles de verveine.
- Mixez les fraises avec les feuilles de verveine et le sirop d'agave jusqu'à l'obtention d'une purée fine.
- Gardez au frais jusqu'au moment de servir.

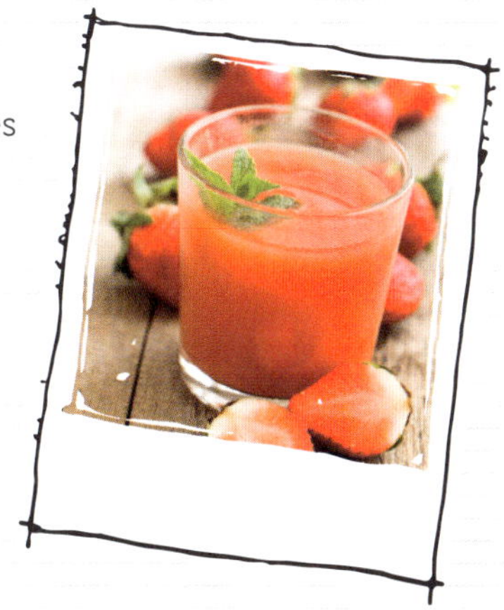

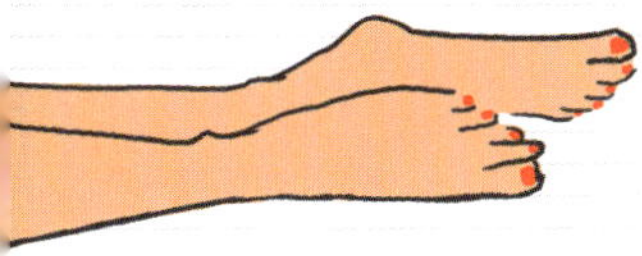

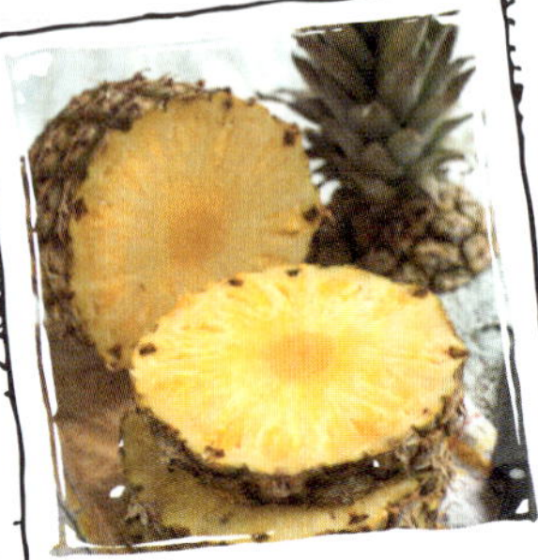

Sorbet à l'ananas pur fruit

POUR 6 PERSONNES

☆ 1 gros ananas bien mûr ☆ 1 blanc d'œuf

- Épluchez l'ananas et coupez-le en petits cubes. Mettez les cubes d'ananas dans des sachets à congélation durant 12 h.
- Mixez les cubes d'ananas dans le bol d'un blender avec le blanc d'œuf jusqu'à l'obtention d'un sorbet à la consistance fine.
- Dégustez sans attendre.

L'astuce

Cette recette marche avec tous les fruits. Je varie selon les saisons et les envies : fraises, framboises, mangue, melon : à vous de jouer !

Salade fraîche d'oranges

POUR 6 PERSONNES

☆ 6 oranges ☆ 2 branches de menthe fraîche
☆ 4 c. à soupe d'eau de fleur d'oranger ☆ 2 c. à soupe de sucre de bouleau ☆ 1 c. à café rase de cannelle en poudre

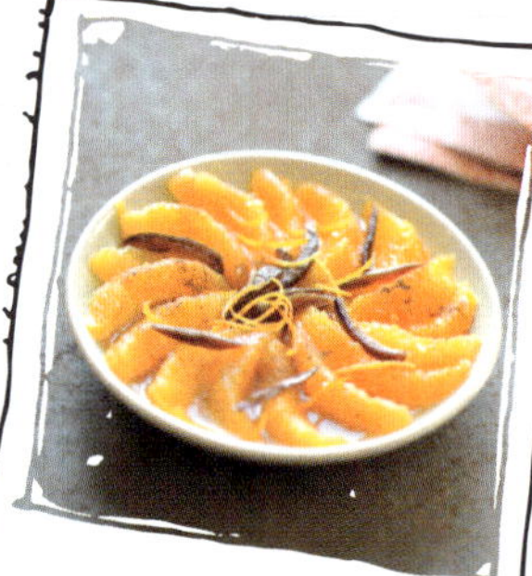

- Rincez et effeuillez la menthe. Pelez les oranges à vif. Coupez-les en fines tranches, épépinez-les et disposez-les en rosace sur un grand plat de service.
- Mélangez l'eau de fleur d'oranger avec le sucre de bouleau pour le faire fondre.
- Arrosez les oranges du mélange puis saupoudrez de cannelle. Décorez de quelques feuilles de menthe et gardez au frais jusqu'au moment de servir.

Au restaurant

Que choisir au restaurant lorsqu'on surveille sa consommation de sucre ? Quelques astuces pour faire les bons choix.

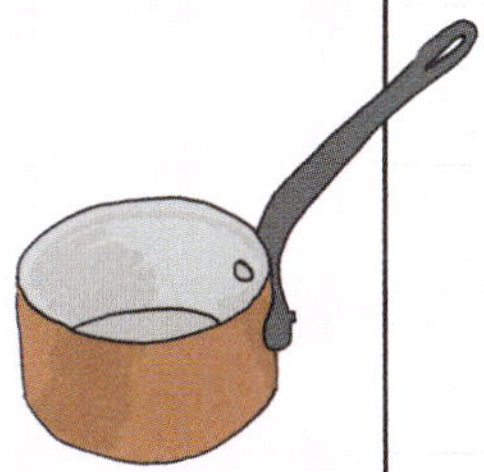

***Home made only* !**

Vous l'avez compris, la cuisine industrielle est souvent riche en sucre. Pour éviter les ajouts dans des produits aussi inattendus que le poisson ou le bœuf bourguignon, **vérifiez que le restaurateur cuisine maison**. Le titre de « maître restaurateur » qui promeut la cuisine entièrement faite maison (c'est-à-dire à partir de produits bruts) est une garantie. Pour connaître les adresses près de chez vous : **www.maitresrestaurateurs.com**.

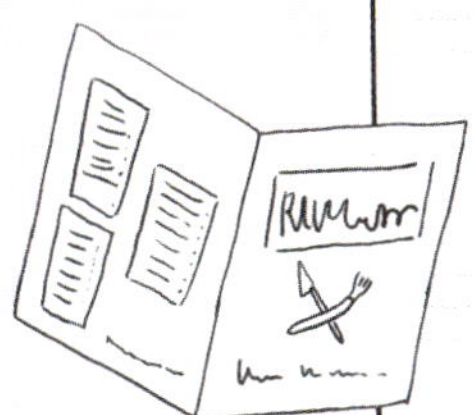

À la carte

Misez sur les légumes, encore et toujours, accompagnés d'une bonne viande, d'un poisson frais, avec une sauce généreuse (on n'est pas au régime !). Délaissez la baguette blanche : de nombreux restaurants proposent de belles miches de campagne à la couleur foncée (miam !) et n'oubliez JA-MAIS le plaisir.

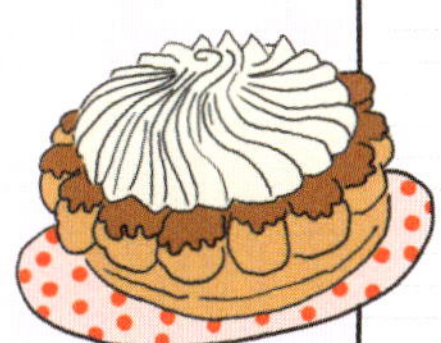

Et les desserts ?

Inutile de se mentir, les desserts des restaurants sont pleins de sucre. Deux solutions : soit vous faites l'impasse avec une formule entrée + plat suffisamment consistante pour vous caler, en ajoutant pourquoi pas une salade de fruits frais et/ou un café avec une amande chocolatée ou un carré de chocolat à 70 % de cacao ; soit vous décidez de suspendre pour cette fois votre combat contre le sucre. N'oubliez pas que vous avez le droit de vous faire plaisir de temps à autre : alors, si le baba au rhum est la spécialité de la maison, ce serait dommage de vous en priver !

Et mon goûter ??

Pour les petits comme les grands, le goûter est le moment de gourmandise par excellence. Pas question de s'en priver sous prétexte qu'on réduit le sucre. Pour se faire plaisir, du goûter complet à la simple douceur, on a le choix !

Noooooon !	Ouiiiiiiiiiiiiii !
Brioche aux pépites de chocolat	Pain complet + chocolat à 70 % de cacao
Financiers	Gâteau amande-citron*
Cookies du commerce	Cookies aux céréales*
Barre au chocolat	Barre potiron céréales*
Pain de mie + pâte à tartiner	Pain au levain + saumon fumé
Bonbons du commerce	Bonbons aux fraises*
Glace italienne	Sorbet pur fruit
Milkshake	Green smoothie*
Beignet à la confiture	Gaufre sans sucre à la compote de pomme
Brick de jus d'orange	Orange
Verre de soda	Thé vert

* **Recette dans ce carnet (voir liste page 3)**

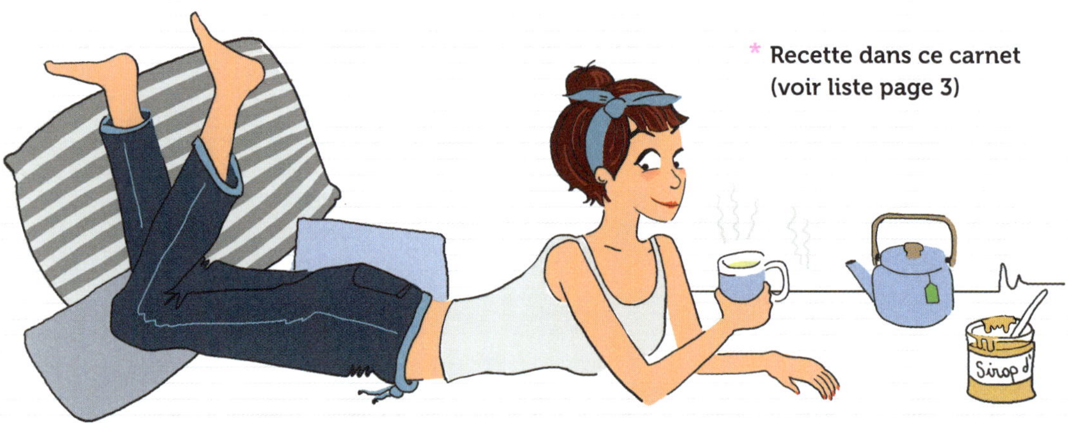

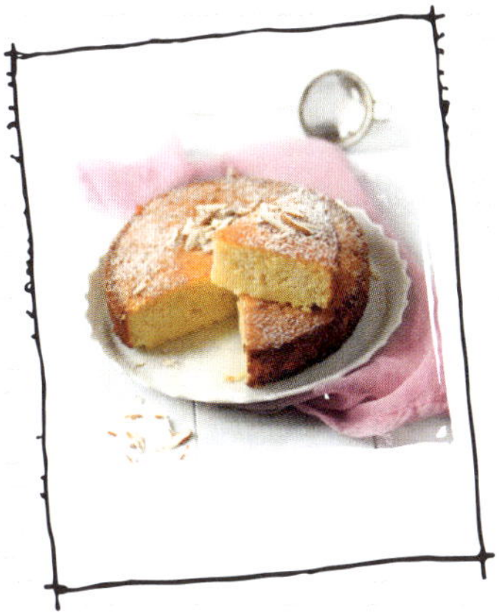

Gâteau amande-citron

POUR 6 PERSONNES

☆ 200 g d'amandes ☆ 1 citron bio
☆ 100 g de yaourt ☆ 60 g de sirop d'agave
☆ 5 œufs ☆ 1 c. à café de bicarbonate de soude

- Préchauffez le four à 160 °C. Chemisez un moule de 22 cm de diamètre de papier sulfurisé.
- Réduisez en poudre les amandes dans un robot mixeur. Ajoutez le zeste du citron finement râpé et le reste des ingrédients, et mixez encore environ 1 min.
- Versez la pâte dans le moule et enfournez pour 35 min environ.
- Laissez refroidir avant de déguster.

L'astuce !

Gardez toujours un petit flacon d'huile essentielle de citron dans vos placards. Quelques gouttes dans la pâte à gâteau remplacent parfaitement le zeste.

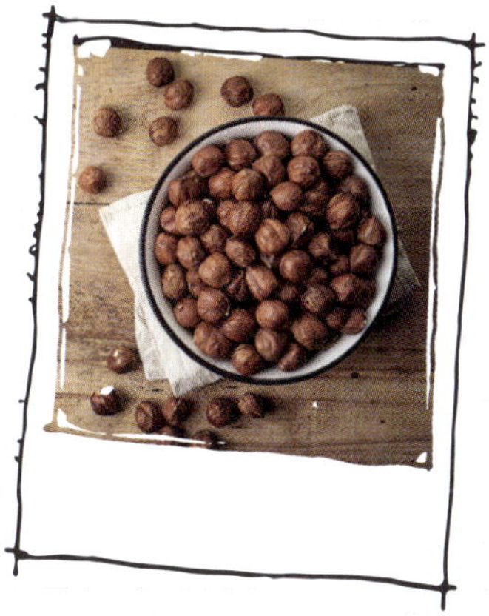

Moelleux choco-noisettes

POUR 6 PERSONNES

☆ 200 g de noisettes ☆ 100 g de yaourt
☆ 60 g de sirop d'agave ☆ 5 œufs
☆ 2 grosses c. à soupe de cacao en poudre
☆ 1 c. à café de bicarbonate de soude

- Préchauffez le four à 160 °C. Chemisez un moule de 22 cm de diamètre de papier sulfurisé.
- Réduisez en poudre les noisettes dans un robot mixeur. Ajoutez les autres ingrédients et mixez encore environ 1 min.
- Versez la pâte dans le moule et enfournez pour 35 min environ.
- Laissez refroidir avant de déguster.

Clafoutis aux fruits rouges

POUR 6 PERSONNES

☆ 400 g de fruits rouges variés, frais ou surgelés
☆ 60 g de farine ☆ 3 œufs ☆ 60 g de sirop d'agave
☆ extrait de vanille ☆ 1/3 de l de lait
☆ 1 noisette de beurre ☆ 1 pincée de sel

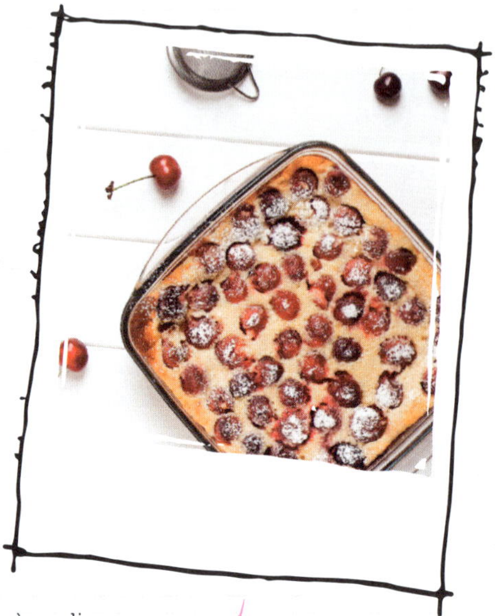

- Préchauffez le four à 200 °C.
- Rincez les fruits rouges, séchez-les. Si besoin, égrainez-les et équeutez-les.
- Dans un saladier, mélangez la farine et le sel. Ajoutez les œufs un à un et mélangez bien.
- Ajoutez le sirop d'agave, la vanille et le lait, et mélangez à nouveau jusqu'à l'obtention d'une crème lisse.
- Beurrez un moule à gratin et disposez au fond les fruits rouges. Versez la pâte délicatement dessus et enfournez pour 45 min. Servez tiède ou froid.

Cette recette de clafoutis vous plaît ?

Alors, n'hésitez pas à la décliner selon vos envies et selon les saisons ! Pomme ou poire en automne, pêche ou abricot en été, ananas, mangue ou, pourquoi pas, banane et raisin : faites-vous plaisir ! Vous pouvez aussi y ajouter des noisettes, noix, noix de pécan ou amandes hachées.

Encore plus parfumé

Utilisez les graines de vanille naturelle, directement extraites de la gousse. Ce sont elles qui donnent le meilleur arôme. Et n'oubliez pas que plus c'est parfumé, moins on a envie de mettre de sucre !

Miam !

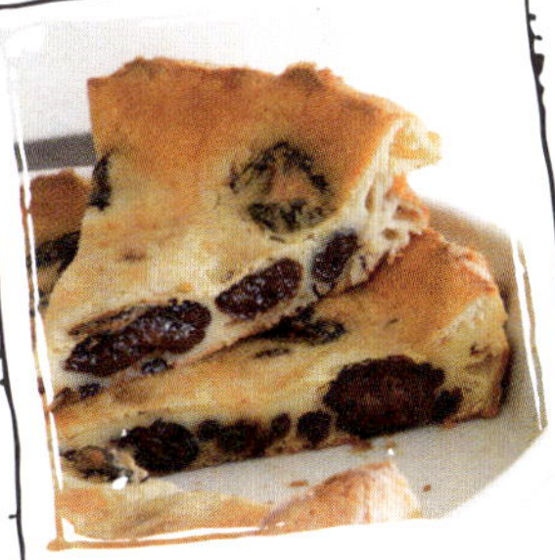

Far aux pruneaux

POUR 4 À 6 PERSONNES

☆ 150 g de pruneaux dénoyautés ☆ 37 cl de lait (370 g) ☆ 1 pointe de couteau de graines de vanille ☆ 20 g de beurre ☆ 3 œufs ☆ 50 g de sucre de bouleau ☆ 110 g de farine semi-complète

- Préchauffez le four à 200 °C.
- Portez à ébullition le lait avec la vanille. Laissez infuser.
- Faites fondre le beurre dans une petite casserole.
- Fouettez les œufs avec le sucre de bouleau jusqu'à ce que le mélange blanchisse puis ajoutez la farine. Mélangez puis incorporez le beurre fondu. Délayez en versant le lait petit à petit et en remuant sans cesse.
- Disposez les pruneaux dans un plat à gratin beurré et versez la pâte dessus. Enfournez pour 35 min.

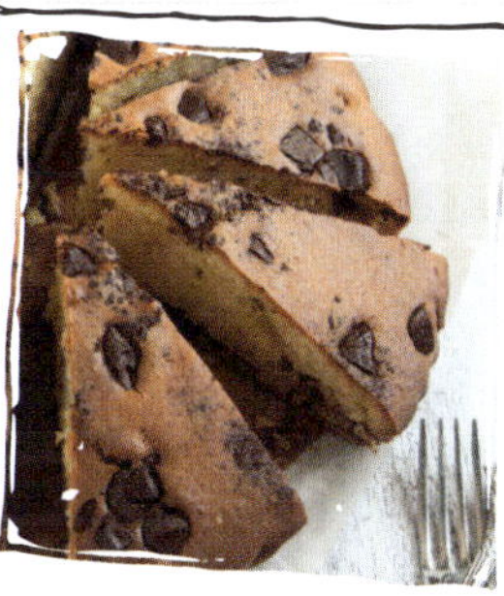

Gâteau aux noix et aux pépites de chocolat

POUR 6 PERSONNES

☆ 200 g de noix ☆ 100 g de chocolat noir à 70 % de cacao ☆ 100 g de yaourt nature ☆ 50 g de sucre de fleur de coco ☆ 5 œufs ☆ 1 c. à café de bicarbonate de soude

- Préchauffez le four à 160 °C. Chemisez un moule de 22 cm de diamètre de papier sulfurisé.
- Hachez le chocolat finement au couteau. Réduisez les noix en poudre fine dans un mixeur. Ajoutez les autres ingrédients, sauf le chocolat, et mixez encore 1 min.
- Incorporez le chocolat dans la pâte.
- Versez la pâte dans le moule et enfournez pour 35 min environ. Laissez refroidir avant de déguster.

Muffins aux cranberries

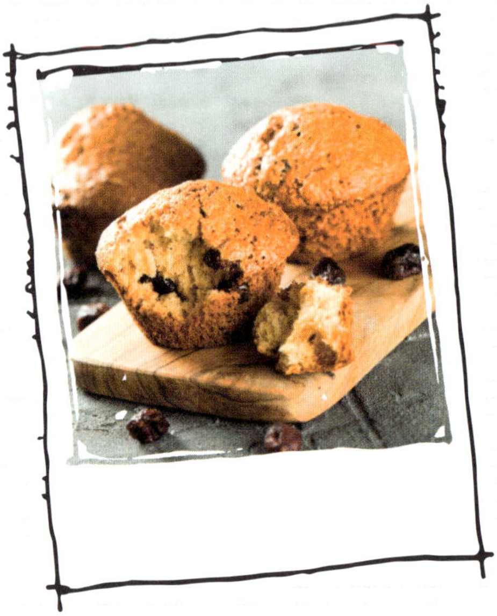

POUR 6 PERSONNES

- 200 g de flocons de céréales toastés ou flocons d'avoine
- 125 g de cranberries séchées
- 120 g d'amandes
- 40 g de noix de coco râpée
- 30 cl de lait (végétal ou de vache)
- 4 c. à soupe de sirop d'agave
- 4 c. à soupe d'huile de noix de coco
- 2 c. à soupe de purée de noisettes
- 1 zeste de citron bio râpé
- 1,5 c. à café de levure chimique ou de bicarbonate de soude
- ½ c. à café de graines de vanille
- ½ c. à café de cannelle en poudre
- ½ c. à café de gingembre en poudre
- 1 noix de beurre pour les moules
- 1 pincée de sel

- Préchauffez le four à 180 °C.
- Mixez les flocons de céréales avec la moitié des amandes, la levure (ou le bicarbonate), la vanille, la cannelle, le gingembre et le sel jusqu'à obtenir une poudre pas trop fine.
- Dans un bol, mélangez le lait avec le sirop d'agave, l'huile de noix de coco, la purée de noisettes et le zeste de citron.
- Incorporez au mélange précédent. Ajoutez les cranberries séchées, la noix de coco râpée et le reste d'amandes finement hachées, et mélangez.
- Répartissez la pâte dans 12 moules à muffins beurrés et enfournez pour 25 min. Laissez bien refroidir avant de démouler.

La bonne idée

Je prépare une fournée pour la semaine et je garde ces muffins à l'abri dans une boîte hermétique.

Et mon homme ?

Votre homme commence à avoir de la brioche et défend bec et ongles sa bouée naissante avec des phrases du type : « c'est normal après 30 ans… » ? Je compatis, mais non, ça n'est pas « normal ». C'est même tout à fait possible de l'éviter. En cause : le demi, que dis-je, la pinte de bière, sirotée avec les copains devant le match de foot… et les aliments trop sucrés !

Eh oui, la consommation de sucre favorise le stockage de graisses dans la région abdominale. Or, cette graisse sous-cutanée, que l'on appelle aussi (élégamment) le pneu, ainsi que la graisse viscérale, plus profonde et qui se loge autour des organes (intestins, reins, foie, pancréas…), est très néfaste pour la santé et peut être à long terme la source de maladies sérieuses.

Et comme une mauvaise nouvelle est souvent accompagnée d'une autre mauvaise nouvelle (la fameuse loi des séries), sachez que petit ventre deviendra gros, ce qui n'est pas joli, joli. Alors, pour le bien-être de votre couple (les abdos, c'est quand même mieux), mais aussi pour sa santé : **sauvez votre homme du sucre !**

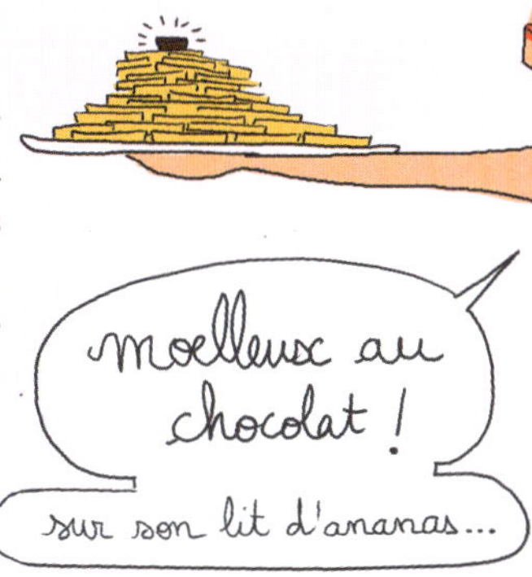

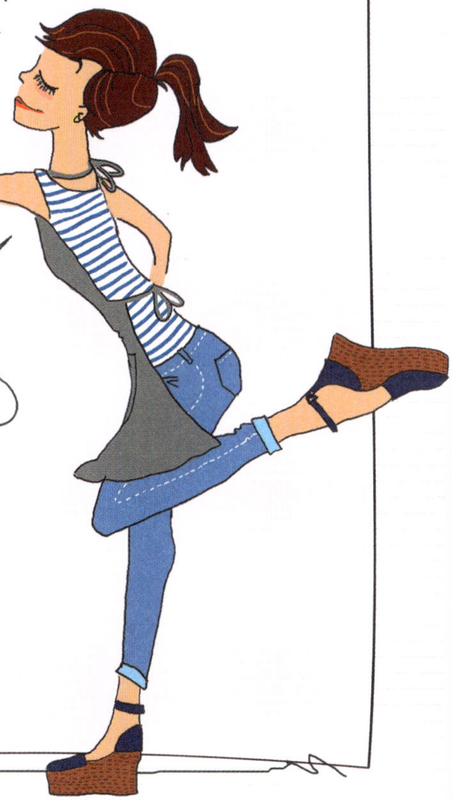

Pour cela, pas de formule magique :

Réduisez les doses et rusez en lui préparant les délicieuses recettes gourmandes de ce carnet. Bref, appliquez tous les conseils présentés ici.

N'oubliez pas : on est plus fort à deux !

Mousse au chocolat trop bonne

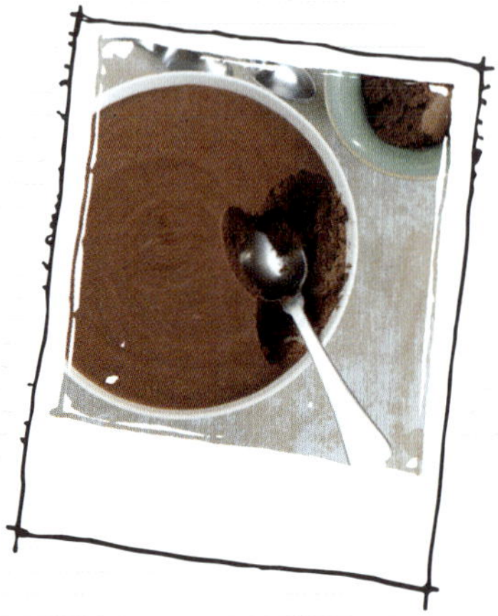

POUR 4 PERSONNES

☆ 120 g chocolat noir à 70 % de cacao
☆ 4 œufs ☆ 1 pincée de fleur de sel

- Cassez le chocolat en morceaux et faites-le fondre doucement au bain-marie. Laissez tiédir.
- Séparez les blancs des jaunes d'œufs. Mettez les blancs dans un saladier, ajoutez la pincée de fleur de sel et fouettez-les en neige très ferme.
- Incorporez les jaunes d'œufs dans le chocolat tiédi.
- Versez ce mélange sur les blancs d'œufs en neige et incorporez-le délicatement, sans casser les blancs. Répartissez la mousse dans des ramequins et placez au frais pour 4 h.

Pour parfumer

J'aime ajouter un peu de vanille en poudre, de la fève tonka (une délicieuse fève à râper comme une noix de muscade et qui embaume la vanille, l'amande, le cacao... Vous la trouverez en épicerie fine), ou encore une touche de café soluble.

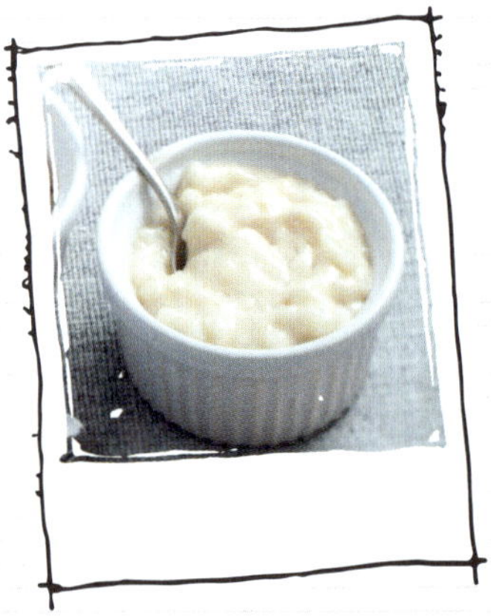

Riz au lait des maharadjahs

POUR 6 PERSONNES

☆ 1 l de lait entier ☆ 180 g de riz rond ☆ 60 g de sucre de fleur de coco ☆ 6 gousses de cardamome verte

- Dans une casserole, portez à ébullition le lait avec les gousses de cardamome. Ajoutez le riz et laissez cuire 40 min à couvert et à feu doux, en remuant de temps en temps.
- Ajoutez le sucre de fleur de coco, mélangez bien et remettez à cuire pendant 20 min à feu doux. Servez tiède ou frais.

Encore plus gourmand

Parsemez de pistaches concassées et d'amandes effilées torréfiées légèrement dans une poêle à sec.

Crèmes avocat-choco

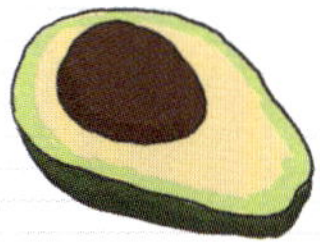

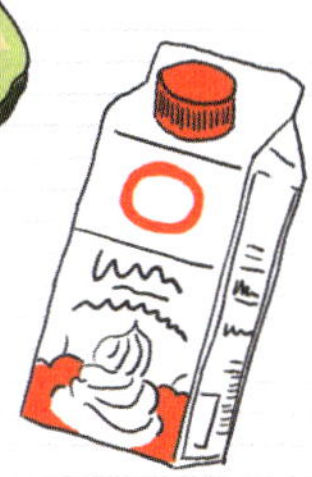

POUR 2 PERSONNES

☆ 2 avocats bien mûrs ☆ 4 c. à soupe de cacao en poudre ☆ 4 c. à soupe de crème fleurette ☆ 2 c. à soupe bombées de sucre de fleur de coco ☆ 1 pointe de couteau de graines de vanille

- Épluchez les avocats et mettez la chair dans le bol d'un blender avec les autres ingrédients. Mixez jusqu'à l'obtention d'une crème fine.
- Versez dans des ramequins et placez au frais jusqu'au moment de servir.

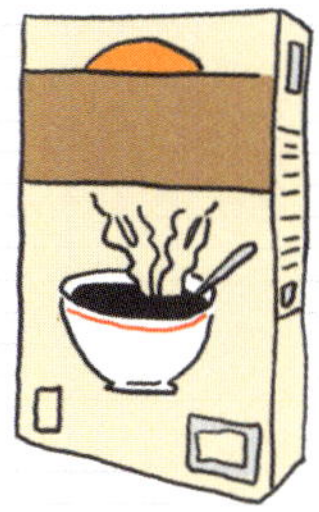

Encore plus gourmand

Saupoudrez d'un peu de coco râpée avant de déguster.

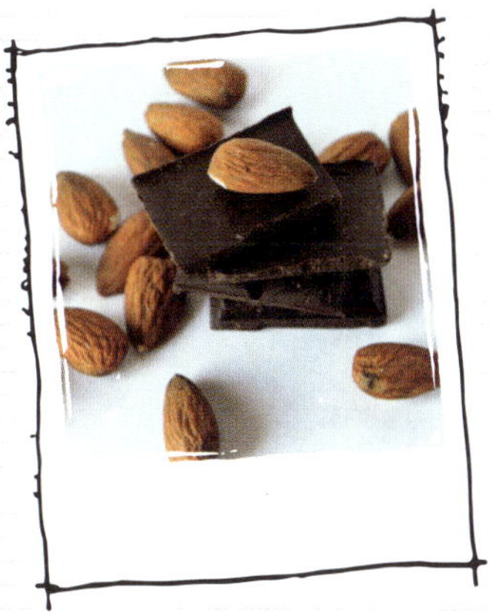

Amandes au chocolat

POUR 6 PERSONNES

☆ 200 g d'amandes mondées nature ☆ 180 g de chocolat noir à 70 % de cacao ☆ 2 c. à soupe de cacao en poudre

- Faites torréfier les amandes dans une poêle à sec pendant quelques minutes.
- Cassez le chocolat en morceaux et faites-le fondre au bain-marie. Ajoutez les amandes et mélangez ; les amandes doivent être parfaitement enrobées.
- Étalez les amandes sur une plaque recouverte de papier sulfurisé.
- Laissez durcir le chocolat, puis roulez les amandes dans le cacao. Conservez dans une boîte hermétique.

Miam !

Pour changer, variez les plaisirs : noix de cajou, noisettes, noix de macadamia...

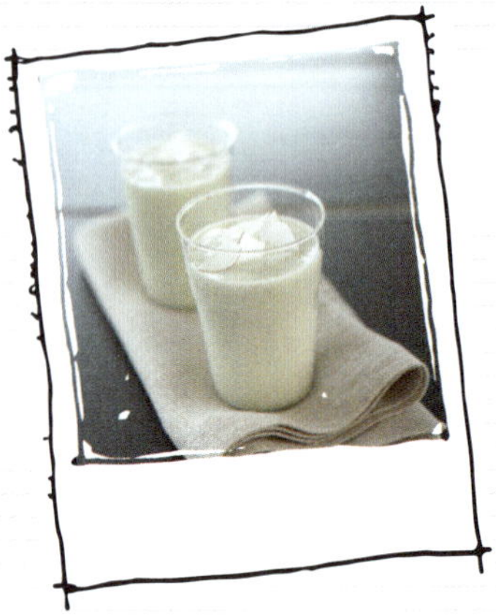

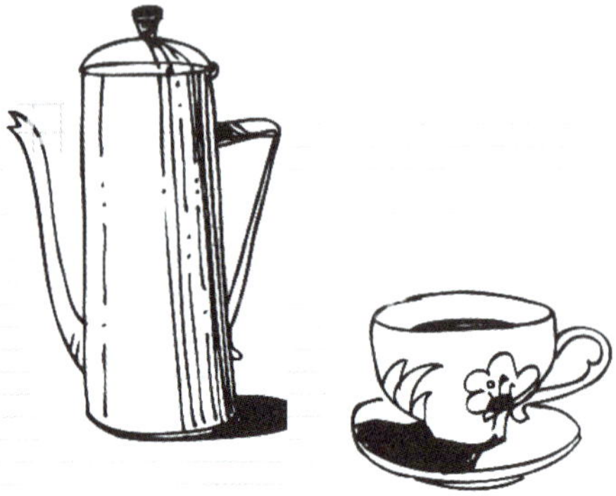

Lassi parfumé

POUR 4 PERSONNES

☆ 40 cl de yaourt nature à boire
☆ 40 cl de lait fermenté ☆ 30 g de sucre de fleur de coco ☆ 2 c. à soupe d'eau de fleur d'oranger ☆ 2 c. à soupe d'eau de rose

- Mettez tous les ingrédients dans le bol d'un blender pour obtenir un mélange lisse et mousseux.
- Gardez au frais jusqu'au moment de servir ou servez avec des glaçons.

À tenter aussi

Pour changer et enrichir votre lassi en vitamines, pourquoi ne pas y ajouter de temps à autre des dés de fruits, mixés ou non ? Mangue, pomme, banane... essayez pour vous régaler !

Tisane fraîcheur

POUR UN BOCAL

☆ 50 g de fumeterre séchée
☆ 50 g de géranium séché
☆ 30 g de mélisse séchée

- Dans un bocal, mélangez les trois plantes. Versez 1 cuillerée à café du mélange dans une tasse d'eau bouillante.
- Laissez infuser 5 min. Filtrez et buvez.

Bon à savoir

On trouve ces plantes en herboristerie. Elles existent aussi sous forme de tisanes en sachet, dans les magasins bio.

En option

Pour réduire le risque de fringale, vous pouvez ajouter 1 cuillerée à café d'agar-agar dans laquelle vous aurez versé 1 goutte d'huile essentielle de citron. Laissez frémir 2 min et consommez tant que c'est encore chaud.

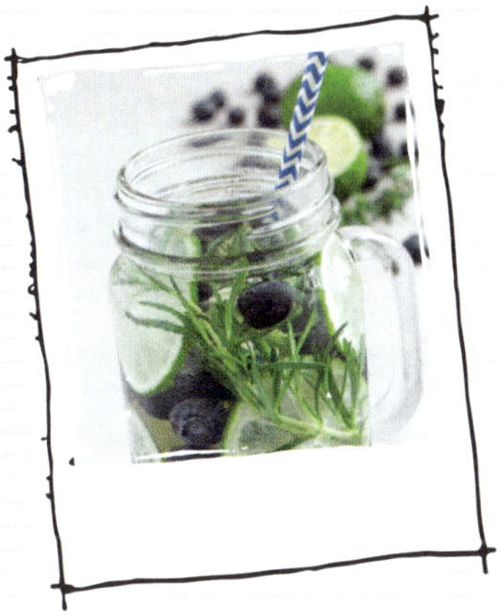

Eau détox myrtilles-menthe-citron

POUR 4 PERSONNES

☆ 100 g de myrtilles ☆ 1 1/2 citron bio ☆ 1/2 bouquet de menthe fraîche effeuillée ☆ 1 l d'eau de source

- Coupez le citron en fines tranches. Rincez les myrtilles.
- Mettez tous les ingrédients dans une carafe et versez l'eau de source dessus.
- Gardez au frais au moins 2 h avant de déguster.

Le +

La menthe, le citron et la myrtille aromatisent à merveille cette eau, digestive et tonifiante, parfaite pour se désaltérer !

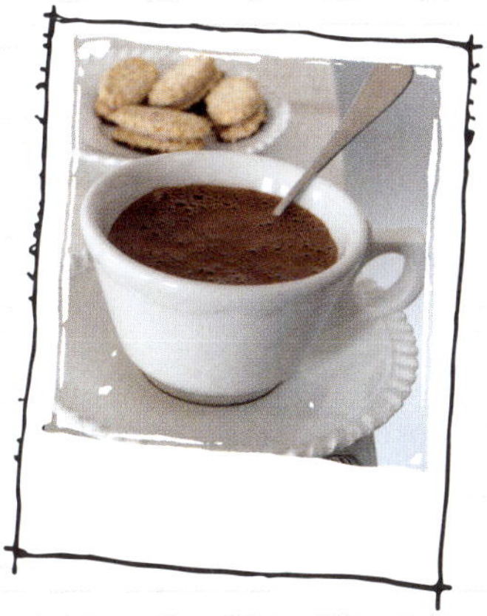

Chocolat chaud d'hiver

POUR 2 PERSONNES

☆ 100 g de chocolat noir à 70 % ☆ 30 cl de lait demi-écrémé ☆ 20 cl de crème fleurette entière ☆ 2 c. à soupe de sirop d'agave

- Hachez le chocolat au couteau.
- Portez à ébullition le lait avec la crème. Ajoutez le chocolat et le sirop d'agave, et mélangez jusqu'à ce que le chocolat soit fondu.
- Servez bien chaud.

Les enfants : de bonnes habitudes, tout petits !!

S'il y en a qui doivent faire attention à leur consommation de sucre, ce sont bien les enfants ! C'est en effet tout petit que se prennent les bonnes habitudes. Le sucre étant une vraie drogue, le mieux est donc de ne pas leur donner l'habitude d'en consommer dès leur plus jeune âge. Ainsi, dans l'avenir, leur appétence pour le sucré sera naturellement moindre et, quand ils en mangeront, ils en seront vite écœurés.

Votre progéniture raffole déjà du choco et des bonbecs ? Pas de panique, il n'est jamais (j'ai bien dit jamais) trop tard pour rectifier le tir. Pour préserver vos bambins des dangers et ravages du sucre que vous connaissez désormais bien, usez et abusez des ruses et des recettes de ce carnet. Au début, ils seront sûrement un peu déstabilisés, mais avec l'habitude, ils apprécieront de manger sainement : un cadeau pour la vie !

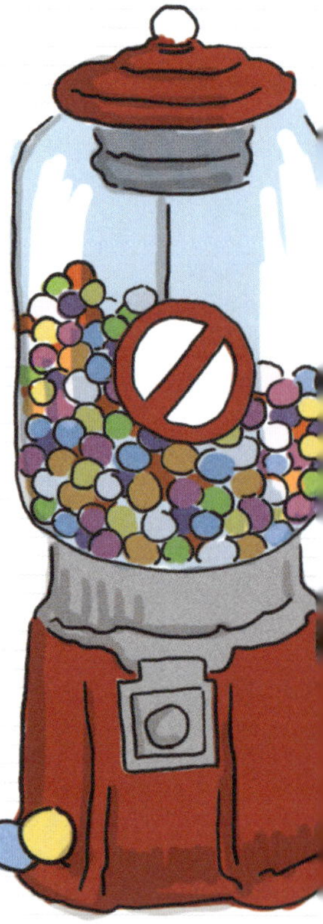

Montrez-leur l'exemple au quotidien, misez sur des repas frais et simples, emmenez-les au marché à la découverte des fruits et des légumes. Oubliez aussi les récompenses du type : « si tu es gentil(le), tu auras un bonbon ». Aux anniversaires, laissez faire : vous verrez qu'une fois désintoxiqués du sucre dans le quotidien, ils se détourneront rapidement des montagnes de bonbons et autres gâteaux archi-sucrés lorsqu'ils en mangeront.

L'idée : mettre la pédale douce sur le sucre, sans le diaboliser. Réservez-le simplement pour l'extérieur de la maison ainsi que pour les moments de fêtes.

Mission réussie !

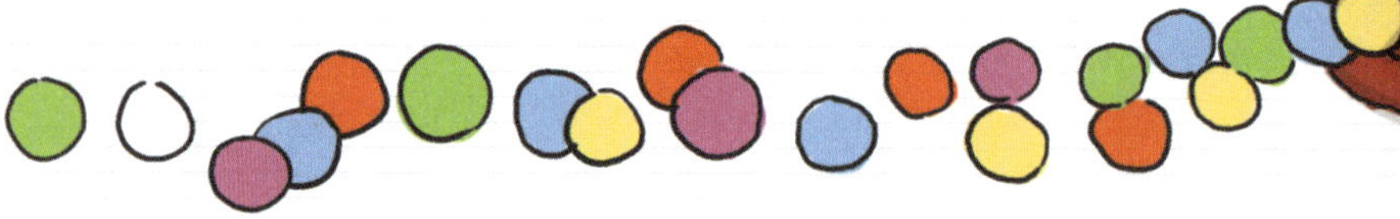

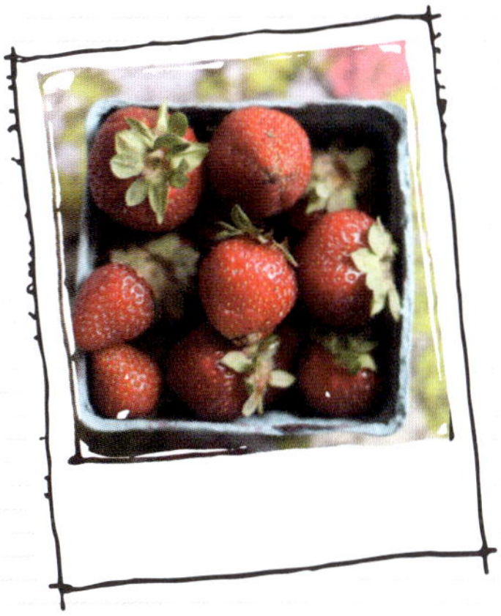

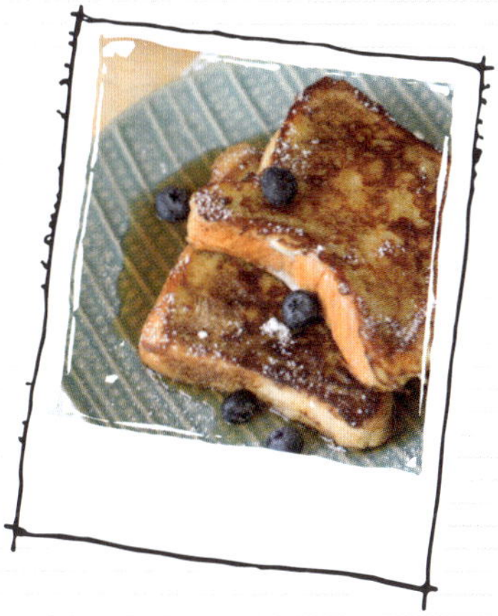

Bonbons aux fraises

POUR 15 BONBONS ENVIRON (selon la taille des moules)

☆ 100 g de fraises ☆ 15 cl de jus de pomme ☆ 2 g d'agar-agar

- Équeutez les fraises et mixez-les finement dans le bol d'un blender.
- Faites chauffer la purée obtenue avec le jus de pomme et l'agar-agar. Portez à ébullition, puis laissez frémir 1 min en remuant.
- Versez dans de petits moules en silicone et placez au réfrigérateur pour 2 h. Conservez au frais.

Pain perdu vanillé

POUR 4 PERSONNES

☆ 8 tranches de pain au levain rassis ☆ 20 cl de lait ☆ 1 pointe de couteau de graines de vanille ☆ 2 œufs ☆ 20 g de beurre ☆ 4 c. à soupe de sucre de bouleau

- Portez à ébullition le lait avec la vanille. Laissez refroidir.
- Fouettez les œufs en omelette et ajoutez le lait vanillé. Mélangez.
- Dans une poêle, faites chauffer 10 g de beurre. Pendant que le beurre fond, trempez 4 tranches de pain dans le mélange aux œufs pour les imbiber.
- Mettez à cuire dans la poêle 4 à 5 min par face, à feu moyen, jusqu'à ce que le pain soit doré. Saupoudrez de sucre de bouleau. Renouvelez l'opération avec le pain et le beurre restants. Servez sans attendre.

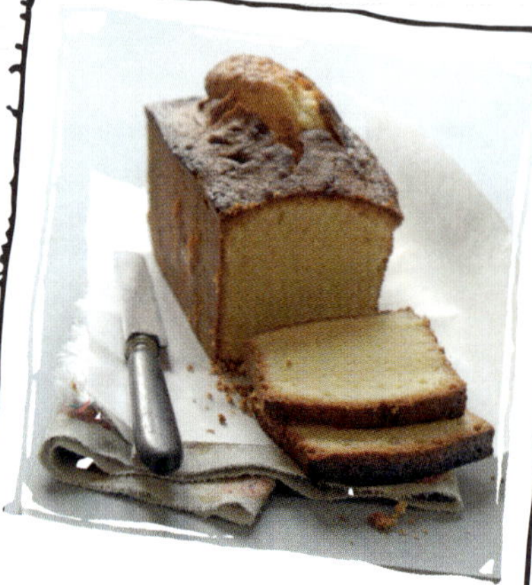

Comme un quatre-quarts

POUR 6 PERSONNES

☆ 2 œufs ☆ le même poids de beurre + 1 noisette pour le moule ☆ le même poids d'amandes en poudre
☆ le même poids de sucre de bouleau ☆ 1 c. à café de levure chimique ou de bicarbonate de soude
☆ 1 pointe de couteau de vanille en grains
☆ 1 pincée de sel

- Préchauffez le four à 160 °C.
- Faites fondre le beurre dans une petite casserole. Mélangez les amandes en poudre et la levure.
- Battez les jaunes d'œufs avec le sucre de bouleau et la vanille jusqu'à ce que le mélange blanchisse. Ajoutez le beurre fondu, puis les amandes en poudre.
- Montez les blancs des œufs en neige avec le sel et incorporez-les délicatement au mélange.
- Versez la pâte dans un moule à cake de 24-25 cm de long beurré et enfournez pour 45 min. Laissez refroidir avant de démouler.

À MOI LES BONS GÂTEAUX HEALTHY !

Le sucre de bouleau a le même pouvoir sucrant que le sucre blanc en poudre… avec un index glycémique bien moins élevé. Cette recette traditionnelle de quatre-quarts est donc un exemple parfait de ce que vous pouvez avec tous vos gâteaux : remplacer le sucre blanc par la même quantité de sucre de bouleau. Un IG plus bas, mais autant de goût : vous avez tout à y gagner, sans compromis sur la gourmandise !

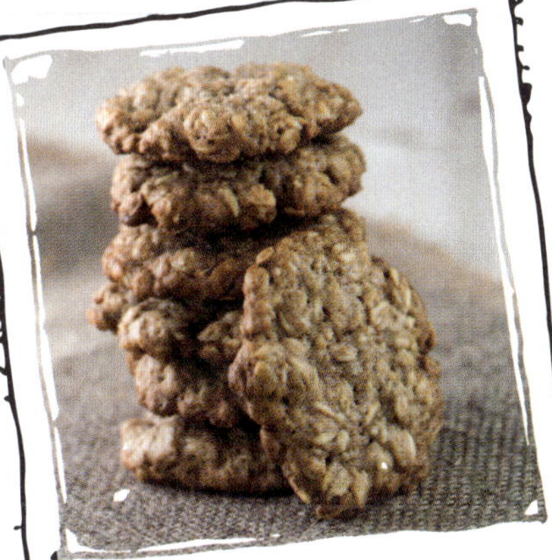

Cookies gourmands

POUR 6 PERSONNES

☆ 1 banane ☆ 50 g d'amandes ☆ 50 g de noix ☆ 1 c. à soupe d'huile d'olive ☆ 1 c. à soupe de purée d'amande ☆ 2 c. à soupe de sirop d'agave ☆ 250 g de flocons de céréales ☆ 30 g de raisins secs ☆ 1 pointe de couteau de cannelle en poudre ☆ 1 pointe de couteau de gingembre en poudre ☆ 1 pincée de sel

- Préchauffez le four à 200 °C.
- Épluchez et écrasez la banane. Concassez les amandes et les noix.
- Mélangez la banane, l'huile d'olive, la purée d'amande et le sirop d'agave.
- Mélangez les flocons de céréales, les amandes, les noix, les raisins secs, la cannelle, le gingembre et le sel. Incorporez le mélange précédent jusqu'à obtenir une pâte homogène.
- Formez des boules en les roulant entre les paumes, puis aplatissez-les. Déposez-les sur une plaque allant au four recouverte de papier sulfurisé.
- Enfournez pour 20 à 25 min. Laissez refroidir avant de déguster.

COOKIES → GRANOLA → CRUMBLE

Vous pouvez détourner cette recette de cookies pour obtenir un délicieux granola, idéal pour des matins gourmands : émiettez la pâte sur une plaque allant au four et faites cuire 30 min à 180 °C. Et pourquoi ne pas utiliser aussi ce mélange en guise de pâte à crumble pour doper tous vos gratins de fruits au four ?

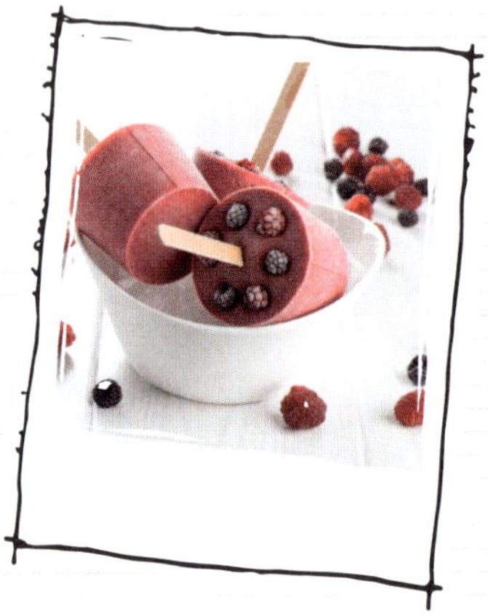

Mini-esquimaux aux framboises

POUR 6 PERSONNES

☆ 100 g de framboises ☆ 6 petits-suisses
☆ 4 c. à soupe de sucre de bouleau

- Mixez finement les framboises et passez la purée au chinois pour retirer les pépins.
- Démoulez les petits-suisses en gardant les pots. Fouettez-les dans un saladier avec le sucre de bouleau et la purée de framboises.
- Versez le mélange dans les pots réservés.
- Faites prendre au congélateur 3 h environ.
- Dès que le mélange commence à prendre, plantez un bâtonnet à esquimau au centre.

LA BONNE NOUVELLE

Ça marche avec tous les fruits parfumés : framboises, fraises, mangue, ananas, mûres, cassis... À vous de jouer !

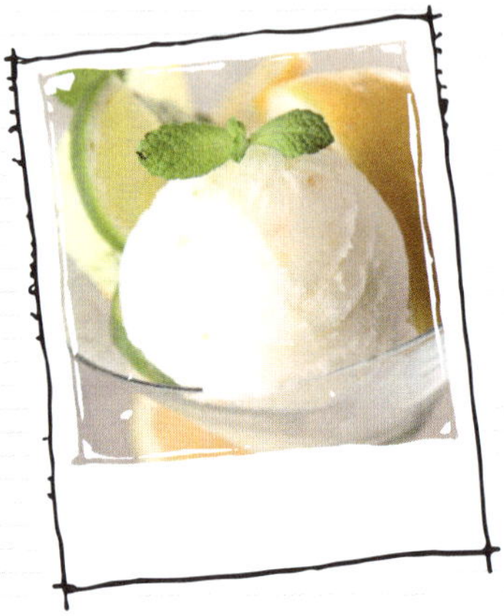

Glace au citron

POUR 6 PERSONNES

☆ 6 yaourts au lait entier ☆ 20 cl de crème liquide entière ☆ 2 citrons bio ou non traités
☆ 100 g de sirop d'agave

- Placez un saladier en métal au congélateur pour 30 min. Placez-y également les yaourts et la crème.
- Brossez les citrons sous l'eau chaude puis râpez finement leur zeste et pressez le jus.
- Versez les yaourts et la crème dans le saladier. Ajoutez le sirop d'agave. Fouettez 5 min au batteur. Ajoutez le jus des citrons et les zestes. Mélangez puis réservez 2 h au congélateur.
- Dès que la glace commence à prendre, fouettez-la avec un fouet à main et remettez au congélateur pour 2 h, jusqu'à ce qu'elle devienne bien ferme.

Carrés banane-amande

POUR 8 PERSONNES

☆ 2 bananes mûres ☆ 1 carotte ☆ 125 g de beurre ramolli ☆ 2 c. à soupe de sirop d'agave ☆ 2 œufs ☆ 8 cl de lait ☆ 40 g de flocons d'avoine ☆ 90 g de farine complète ☆ 40 g d'amandes en poudre ☆ 1 cuil. à café de levure chimique ou de bicarbonate de soude ☆ 2 c. à café de cannelle en poudre (facultatif) ☆ 40 g d'amandes effilées

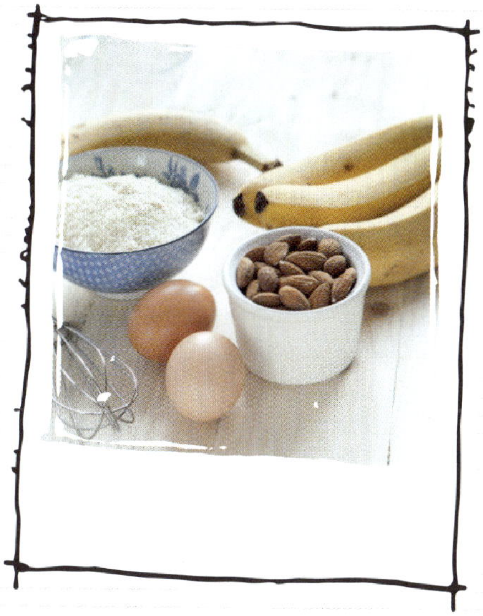

- Préchauffez le four à 180 °C.
- Écrasez les bananes et râpez la carotte.
- Fouettez le beurre avec le sirop d'agave. Ajoutez les œufs un à un, le lait, puis les bananes écrasées, la carotte râpée et les flocons d'avoine. Mélangez bien.
- Tamisez la farine avec les amandes en poudre, la levure ou le bicarbonate et éventuellement la cannelle. Incorporez au mélange précédent.
- Versez dans un plat rectangulaire chemisé de papier sulfurisé. Parsemez d'amandes effilées et enfournez pour 35 min. Laissez refroidir puis coupez en carrés.

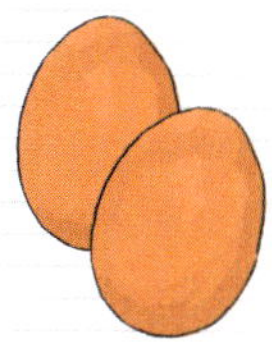

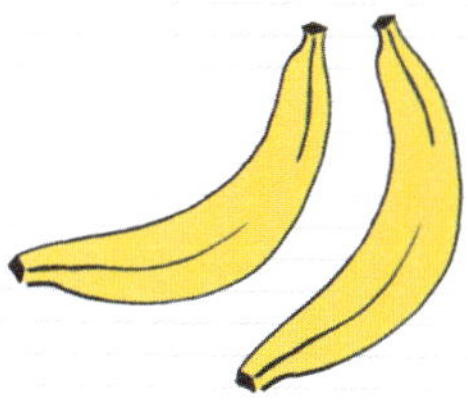

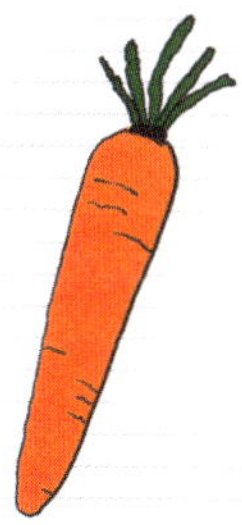

ÇA CHANGE !

Pour varier les plaisirs et changer de recette l'air de rien, n'hésitez pas à remplacer le citron par d'autres agrumes comme l'orange, l'orange sanguine, le citron bergamote ou encore le pamplemousse, pleins de parfums et dont l'acidité se marie fort bien avec le yaourt. Alors, on essaie ?

Help : mon ado passe ses exams !

Douloureuse période que celle du passage des exams par un ado. Car non seulement il passe son temps à râler (« je suis faaaaatigué... tu peux paaaaas comprendre... »), mais en plus, il mange bien souvent n'importe quoi (sucré bien sûr, sinon ce ne serait pas drôle !).
DO NOT PANIC ! Pour lui donner toute l'énergie dont il a besoin pour faire tourner ses méninges, planquez donc les paquets de pop-corn caramélisé et de biscuits triple fourrage chocolat, armez-vous de patience (ça ne durera pas longtemps), et essayez plutôt :

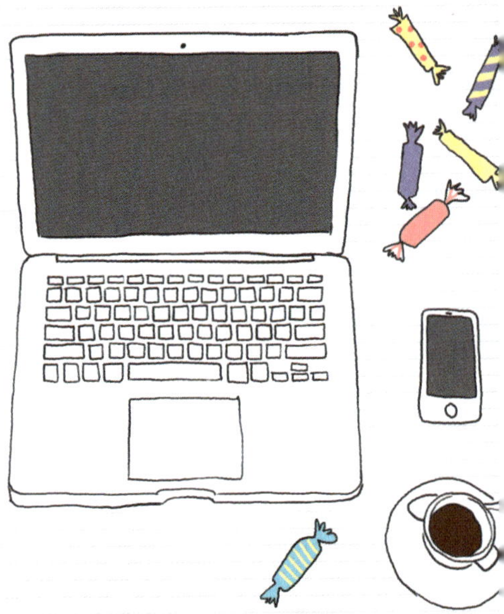

- Les plats complets et les repas bien équilibrés. Le bon exemple : pâtes complètes ou riz complet + poulet ou poisson + légumes de saison. Un plat complet parfait pour booster le cerveau et faire le plein d'énergie (pas de sucre) !

- Le poisson, le poulet, les œufs et autres filets de dinde. Savez-vous que les protéines aident à baisser l'index glycémique d'un repas ? L'énergie se diffuse doucement dans le corps. Parfait pour cette course de fond qu'est un examen.

- Les fruits secs. En cas de coup de pompe, cap sur les noisettes et les bananes séchées ! Rien de tel pour récupérer de l'énergie en un rien de temps.

- Un bon petit déj' ! Encouragez-le à commencer la journée avec un petit déjeuner complet. Pas de fringales = moins de risques de craquer pour des cochonneries ! S'il n'a pas faim le matin, proposez-lui d'emporter un en-cas bien choisi pour le moment où la faim arrivera. En effet, on ne prend un petit déjeuner **que si on a faim**. Et si cela l'embête d'emporter un goûter, alors il faut qu'il dîne plus tôt le soir pour avoir faim le matin lorsqu'il se lève.

- Et pourquoi pas un carré ou deux de chocolat (bien noir ?) : un excellent antistress !

Barres potiron, céréales et fruits secs

POUR 6 PERSONNES

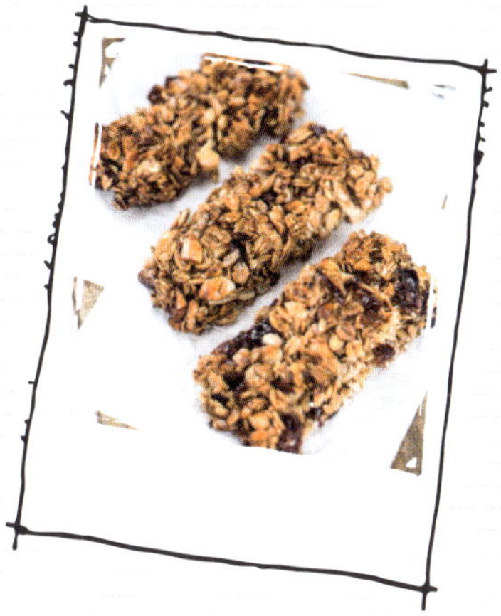

- 80 g de chair de potiron
- 80 g de flocons d'avoine + 6 c. à soupe
- 30 g de noisettes
- 30 g de noix
- 30 g d'amandes
- 2 figues séchées en morceaux
- 1/2 gousse de vanille
- 4 c. à soupe de graines mélangées (sésame, lin, tournesol...)
- 2 c. à soupe de sirop d'agave
- 2 c. à soupe de lait

- Préchauffez le four à 180 °C.
- Râpez le potiron. Dans un blender, mixez les 80 g de flocons d'avoine avec les noisettes, les noix, les amandes, les figues et la gousse de vanille.
- Ajoutez le potiron, les flocons d'avoine restants, les graines mélangées, le sirop d'agave et le lait. Mélangez pour obtenir une préparation homogène.
- Étalez le mélange entre 2 feuilles de papier sulfurisé. Retirez la feuille du dessus et enfournez pour 15 min.
- À la sortie du four, découpez en barres et laissez refroidir sur une grille. Conservez dans une boîte hermétique.

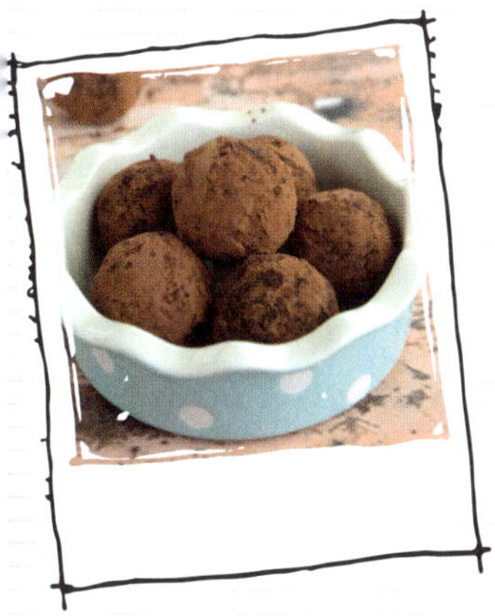

Énergie balls

POUR 6 PERSONNES

☆ 250 g de dattes dénoyautées ☆ 250 g d'amandes en poudre ☆ 1 pointe de couteau de graines de vanille ☆ 1 pincée de sel ☆ 2 c. à soupe de cacao en poudre

- Mixez les dattes avec les amandes en poudre, la vanille et le sel jusqu'à l'obtention d'une pâte homogène.
- Prélevez des morceaux de cette pâte puis façonnez-les en boule entre vos mains.
- Roulez-les ensuite dans le cacao.
- Conservez-les dans une boîte hermétique.

Direction de la publication : Isabelle Jeuge-Maynart et Ghislaine Stora

Direction éditoriale : Émilie Franc

Édition : Ewa Lochet

Conception graphique et couverture : Aurore Elie

Mise en page : Domitille Pautonnier

Fabrication : Geneviève Wittmann

Crédits photographiques

© Thinkstock

lily_rochha : p. 25 h ; Svetl : p. 25 b ; Mariana Romaniv : p. 26 h ; Yelena Yemchuk : p. 26 b ; Vitalina : p. 27 ; doris2712 : p. 28 h ; baibaz : p. 28 b ; provato : p. 34 ; joannatkaczuk : p. 35 ; supercat67 : p. 39 ; showcake : p. 41 d ; Anna Shepulova : p. 41 g ; VankaD : p. 43 h ; Mariha-kitchen : p. 43 b, 50 ; AnjelaGr : p. 44 h, 49 b ; baibaz : p. 47 d ; Chiociolla : p. 48 ; Mila_1989 : p. 53 ; iuliia_n : p. 55 h ; bithny : p. 57 g ; JB325 : p. 57d ; Paul Biryukov : p. 59 ; margouillatphotos : 60 d ; Aiselin82 : p. 61 ; HandmadePictures : p. 63 h.

© Shutterstock

Geshas : p. 60 g ; Amallia Eka : 63 b.

© Larousse

Fabrice Besse (stylisme S. Paris) : p. 42 ; Olivier Ploton (stylisme A. Cosson) : p. 44 b, O. Ploton (stylisme S. Schumann) : p. 47 g ; O. Ploton (stylisme N. André) : 49 h, 52 h, 55 b ; Guillaume Czerw (stylisme A. Janny) : p. 52 b ; Massimo Pessina (stylisme R. de Magistris) : p. 54 ; O. Ploton (stylisme B. Abraham) : p. 58.

ISBN : 978-2-03-593408
© Larousse 20
Photogravure Irilys, Pa
Imprimé en Espagne par Macrolibros
Dépôt légal : mars 20
318785/01 - 11034182 janvier 20